センシビリティBOOKS

身近な食材で健康な体をつくる

血液サラサラに役立つおいしい食べ物

管理栄養士
則岡孝子［監修］

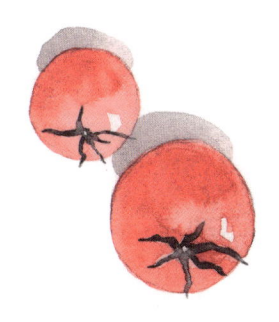

同文書院

はじめに

厚生労働省の調査によれば、日本人の死亡原因の第一位はガン、第二位が心臓疾患、第三位が脳血管疾患となっています。このうち、第二、三位の心臓疾患と脳血管疾患は、血管が硬く、もろくなる「動脈硬化」が原因で引き起こされるもので、二つをあわせると一位のガンとほぼ同じパーセンテージになります。さらに、同じく動脈硬化が原因で起きる四位以下の腎臓疾患や糖尿病などもあわせ含めて考えると、死亡原因のトップは動脈硬化であるということになります。

動脈硬化は生まれてすぐに進行が始まりますが、「沈黙の病気」の異名のごとく、ほとんど症状をあらわさずに徐々に進み、あるとき突然、心筋梗塞や脳梗塞などの病気を発症させるのです。

この恐るべき動脈硬化を引き起こすのが、「ドロドロ血」です。ドロドロ血とは、血流が悪くよどんでいて、酸素や栄養素を十分に運搬できない状態の血液のことをいいます。

これに対し、よどみなくサラサラと流れ、酸素や栄養素を十分に供給してくれる血液が「サラサラ血」です。

サラサラ血をつくるには、毎日の食生活が大きなカギになります。穀類や野菜を中心とし、栄養バランスのとれた食事を心がけることが第一ですが、「健康のため」ばかりを意識するのではなく、「おいしく食べる」工夫をしていくこともとても大切です。「自分の健康は自分で管理する」という心構えをもって、「楽しく食べて、元気に長生きする」ための食生活を実践していきたいものです。

本書では、血液のドロドロ化を予防・改善し、サラサラの血液をつくるのに役立つ身近な食材を取りあげ、その栄養素や効能などを簡単に紹介しています。どの食材もふだん何気なく食べているものばかりですが、これらの食材に秘められたパワーをあらためて見直し、健やかで快適な「サラサラ血」体質をつくるよう心がけていただければと思います。

則岡孝子

レシピ作成●則岡孝子（管理栄養士）
ブックデザイン●中野岳人
カバー・本文イラスト●三好貴子
取材・文●小林紀子
企画・編集協力●門馬説子
編集担当●篠原要子

CONTENTS

血液サラサラに役立つおいしい食べ物

Part 3 サラサラ血づくりに役立つ食べ物

Part 4 「サラサラ血」になるおいしいレシピ

Part 5
「サラサラ血」体質をつくる生活習慣

Part 1

血液の「ドロドロ化」はなぜ起きる？

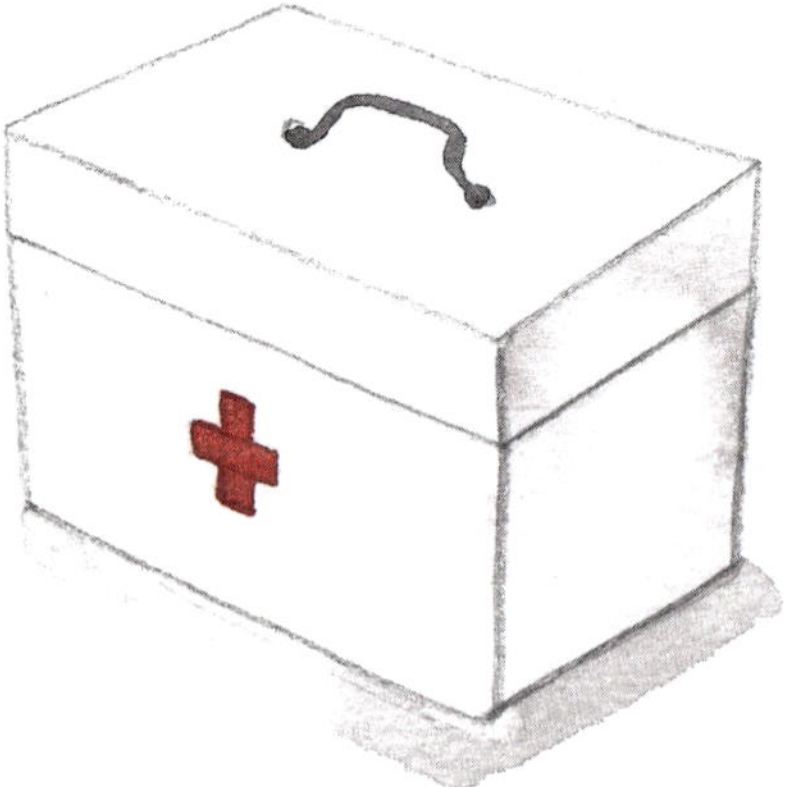

血液、血管のつくりと働き

●全身に栄養や酸素を運ぶ重要な役割

血液は心臓から送り出されると、動脈を通って全身の細胞組織に栄養と酸素を運びます。そして二酸化炭素と老廃物を受け取ると、今度は静脈を通って心臓を経て肺に送られます。ここで、酸素をいっぱい取り込んできれいな血液になったら、また心臓に戻っていきます。

このように、血液は栄養や酸素を体中に運搬するという重要な役割を果たしているのです。ですから、血液がサラサラとスムーズに流れれば、栄養と酸素が全身の細胞に十分に供給されます。

ところが、血液の粘度が高くドロドロの状態だと、血管を傷つけたり、血液が流れにくくなったり、詰まったりして、体のあちこちに障害が起きます。

また、血液をサラサラにして血液の流れをよくすることが、血管の若さを保つ上でたいへん重要です。それが、健康を維持する大きなカギになります。

●血管はこのような構造をしている

血液の通り道となるのが血管ですが、血管には動脈と静脈の二種類があります。動脈は細胞に栄養と酸素を運び、静脈は二酸化炭素と老廃物を受け取って心臓に戻ります。このように、同じ血液の通路でもその役割は異なりますが、その構造は基本的に同じで、動脈も静脈も三つの層から成り立っています。

一番外側の層は外膜で、伸縮性があり、交感神経と接しています。中膜は平滑筋細胞《へいかっきんさいぼう》と弾性線維《だんせいせんい》からなり、血管に弾力性を与えています。一番内側の内皮細胞は、運搬される栄養などが血液から血管壁へ移動するのを抑制する働きがあります。

しかしドロドロの状態になった血液は内皮細胞を傷つけ、傷つけられた部分にコレステロールが入り込んで血管の壁にたまります。すると血管は硬くなって弾力性を失い、もろくなります。動脈がこのような状態になるのが「動脈硬化」です。

●血液はさまざまな成分からできている

血液は、液体成分である血漿《けっしょう》と、赤血球、白血球、血小板からなる血球（有形成分）に分けられますが、血液の約六割が血漿、あとの残りが血球で、それぞれ生命を維持するために大切な働きをしています。

血球の約九割を占める赤血球は、直径八ミクロン（一ミクロンは一〇〇〇分の一ミリ）、厚さ二ミクロンの大きさで、肺で酸素を取り込んで体の各部へ運ぶ役割を担っています。

また白血球は、リンパ球などさまざまな種類がありますが、その大きさは六～十四ミクロンほど。その働きはウイルスや細菌などから身を守る免疫細胞としての役目が中心です。

しかし、末梢の毛細血管の幅は赤血球や白血球の直径よりも狭くなっています。では、赤血球や白血球はどうやって自分より細い毛細血管を通過しているのでしょうか。

実は、赤血球や白血球は自在に形を変える変形能という能力をもっていて、両者は身をよじりながら狭い毛細血管をくぐり抜けているのです。したがって、この変形能が低下すると、血液が流れにくくなり、ドロドロ血の原因となるわけです。

血小板は、血管が傷つくとその傷を修復しようとそこに集まり、互いにくっつきあって固まるという性質をもっていますが、この塊が増え過ぎると、血管を塞ぐ元凶となる血栓になります。

血漿の約九割は水分で、残りはアルブミン、グロブリン、血液凝固因子などのたんぱく質、糖質、脂質、塩類などですが、血漿に含まれるフィブリノーゲンというたんぱく質は、血小板が集まって血栓をつくるとフィブリンという繊維素に変わり、血管の傷口に網をかけて止血します。このように、血栓は血小板と血漿との協同作業によってつくられてしまうというわけです。

血液がドロドロになると、動脈硬化が進行する

●血液がドロドロになる原因

血液が粘り気を帯びてドロドロになる主な原因には、次のようなものがあります。

○血液中の脂質が多くなる

コレステロールや中性脂肪などの脂質は、血液の液体成分である血漿に溶けていますが、血漿に含まれる脂質が増えれば血漿の濃度が高くなります。その結果、サラサラしていた血液がドロドロになってしまいます。また、赤血球や白血球の表面の膜が硬くなって変形能が低下し、血管をすり抜けにくくなります。

こってりしたもの、油っこいものを食べ過ぎると、脂質が増えて血液がドロドロになりやすくなるというわけです。

○血液中の糖分が多くなる

私たちが食べるご飯やパンなどの炭水化物はブドウ糖に分解されて体内に吸収され、インスリンというホルモンの働きによってエネ

ルギーに変換されます。ところが、炭水化物を摂り過ぎるとこのインスリンの働きが悪くなり、ブドウ糖がエネルギーに変換されず、血液中に残ってしまいます。

このように血液中に残された糖分が多くなると、赤血球が柔軟性を失ってしまいます。また、赤血球同士が寄り集まってくっつきやすくなります。すると、血液はサラサラと流れず、血管が詰まりやすくなります。

○血液中の水分が不足する

血液の約六割は液体成分の血漿です。その血漿の九割は水分ですから、血液中の水分が不足すれば血漿が減ることになって血球の割合が高まります。その結果、血液がドロドロして流れが悪くなって、血管が詰まりやすくなるのです。つとめて水分を補給するよう心がけることが必要です。

○喫煙やストレス過多、運動不足

ドロドロ血液をつくる要因は、食事だけでなく日頃の生活習慣にもあります。喫煙は中性脂肪を増やし、血管を収縮させて血液の流れを悪くします。また、ストレスがたまると赤血球が増えたり柔軟性が失われるばかりでなく、血小板が集まって血液が固まりやすくなります。さらに、運動不足だと血液がスムーズに流れにくくなり、血液の粘り気が増加することになります。

血液がドロドロになるおもな原因

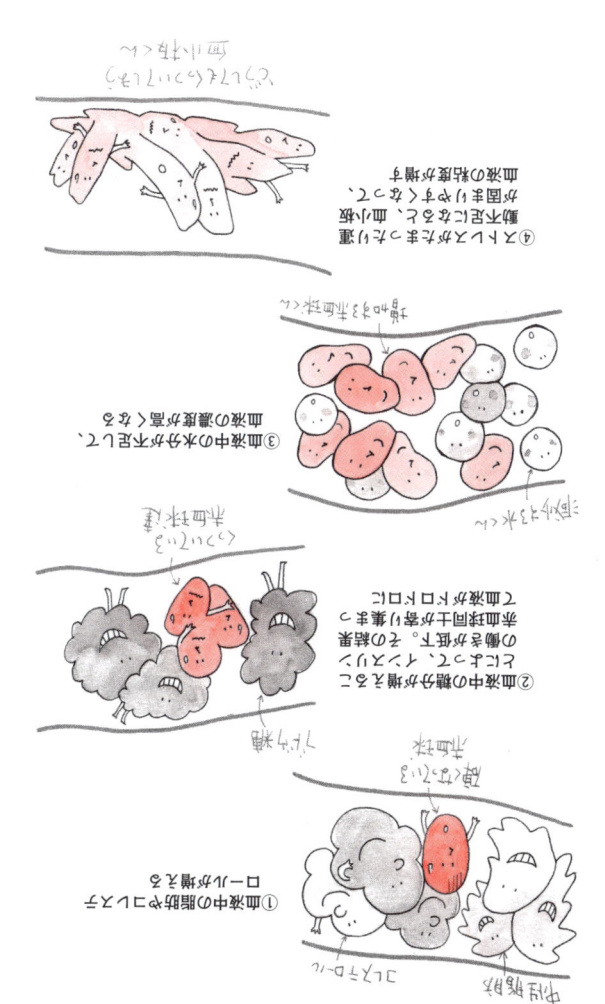

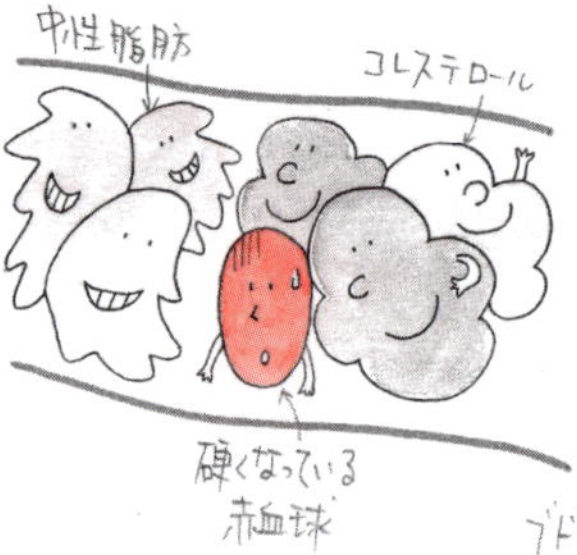

①血液中の脂肪やコレステロールが増える

②血液中の糖分が増えることによって、インスリンの働きが低下。その結果赤血球同士が寄り集まって血液がドロドロに

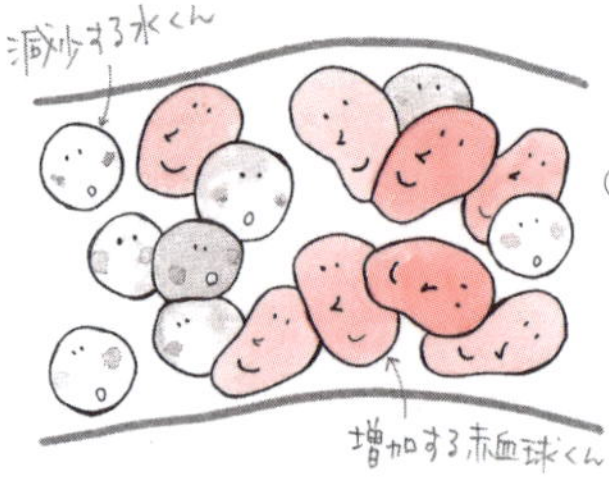

③血液中の水分が不足して、血液の濃度が高くなる

④ストレスがたまったり運動不足になると、血小板が固まりやすくなって、血液の粘度が増す

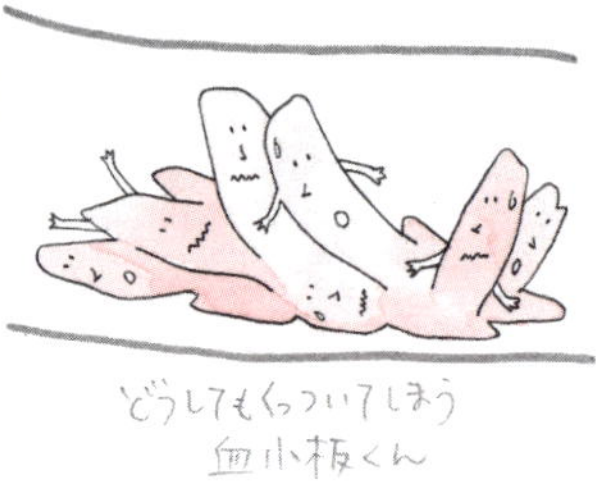

早まってしまうのです。

●「ドロドロ」の血液とは……

血液がドロドロになるというのは、血中にコレステロールや中性脂肪などの脂質が増え過ぎた状態をさしますが、コレステロール過剰の状態を「高コレステロール血症」、中性脂肪が過剰になった状態を「高中性脂肪（高トリグリセライド）血症」といいます。日本人は高中性脂肪血症のほうが多い傾向にありますが、現在では高コレステロール血症も増えつつあるようです。

一般に、動脈硬化は年齢とともに進行していくもので、その進行の度合いには個人差がありますが、高コレステロール血症や高中性脂肪血症になると、動脈硬化の進行がぐっと

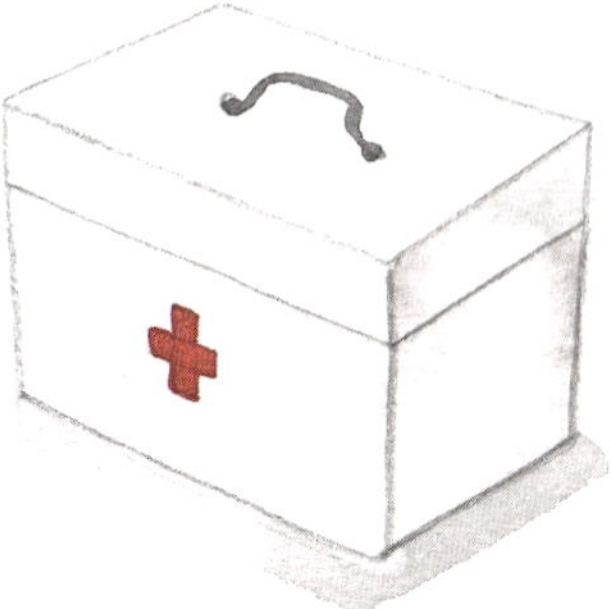

ドロドロ血はどのようにしてつくられるのか

●コレステロールは必要不可欠なもの

コレステロールは細胞膜を構成する成分となったり、各種のホルモンや胆汁酸の材料になるなど、きわめて重要な役目を担っており、私たちの体にとっては必要不可欠なものといえます。

コレステロールは脂質ですから、そのままの形では血液に溶け込むことはできません。そこで、アポたんぱくという特殊なたんぱく質とリン脂質に包まれ、水になじみやすい「リポたんぱく」となって血液中に溶け込み、全身に運ばれていきます。

●「LDL」を「HDL」が掃除する

コレステロールは、リポたんぱくの一種である「LDL」によって細胞まで運ばれ、必要な分だけ使われます。一方、余ったコレステロールは「HDL」というリポたんぱくによって回収されます。

しかし、LDLコレステロールが増え過ぎるとHDLコレステロールによる回収が追いつかなくなり、その結果、過剰になったLDLコレステロールは血管壁に蓄積して血管をもろくさせるのです。

俗に、「LDLは悪玉、HDLは善玉コレステロール」といわれていますが、それ自体は悪玉でも善玉でもありません。LDLは増え過ぎてしまったがために「悪玉」呼ばわりされ、LDLを回収して肝臓に運ぶ〈掃除屋〉の役割を果たすHDLは、結果として「善玉」として扱われている、というわけです。

●HDLは中性脂肪が多いと減少する

炭水化物をはじめ、果物やケーキ、アルコールなどに含まれる糖質は、全身の組織でエネルギーとして消費されます。

ところが、摂取したエネルギー（糖質）が消費を上回ると、余分なエネルギーは「中性脂肪」に変換されて体内に蓄積されます。中性脂肪は、いわば貯蔵用エネルギーでエネルギー補給のないときに使われます。しかし、運動不足の上にカロリーオーバーだと中性脂肪は増える一方になります。

中性脂肪もコレステロール同様、ドロドロ血の状態をつくる要因の一つですが、さらに悪いことに、中性脂肪が増えるとHDLは減少してしまうという性質があります。つまり、中性脂肪が増えるということは、LDLもまた増加しやすくなるというわけです、

コレステロール過剰に加えて中性脂肪も過剰ということになると、血液のドロドロ化に

さらに拍車がかけられることになります。

●活性酸素が「ドロドロ」の原因

空気中から取り入れられた酸素のなかの何割かは、さまざまな病気や老化の元凶であるといわれる「活性酸素」に変化します。この活性酸素は、他のものと結びついて酸化という現象を起こします。たとえば鉄が錆びつくのも酸化によるものですが、私たちの体内でもこれと同じことが起こるというわけです。

血液がドロドロになったり、血管がもろくなるのにも、実はこの活性酸素が深く関与しています。血液がドロドロになると、血管の内壁が傷つけられますが、活性酸素によって酸化されたLDLコレステロールは、その傷口から血管の奥へと入り込んでいきます。つまり、LDLはサビのもとを抱えた状態で血管に侵入してしまうのです。

このようにして酸化されたLDLが侵入すると、血液中の白血球に含まれる貪食《どんしょく》細胞「マクロファージ」が出動して、酸化LDLを食べてどんどん取り込んでいき、血管壁のなかをきれいに掃除します。

しかし、酸化LDLが多くなるとマクロファージはこれを際限なく食べ尽くして泡沫細胞となり、ついにはパンクしてしまいます。そして、血管のなかにアテロームとよばれる粥状《じゅくじょう》のコブをつくり、血管内部を狭くしてしまいます。その結果、血液の流れが悪くなり、血管が詰まりやすくなるというわけです。

酸化LDLは、こんなふうにしてドロドロ血の原因をつくる

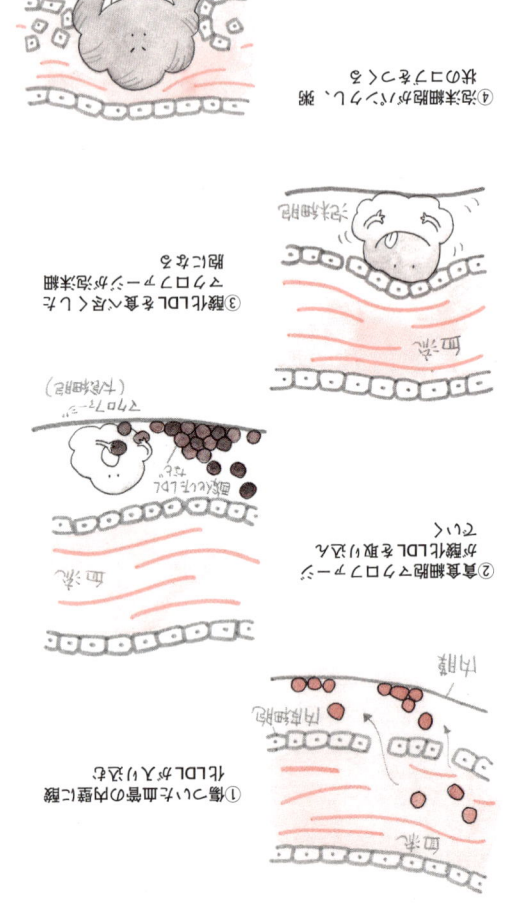

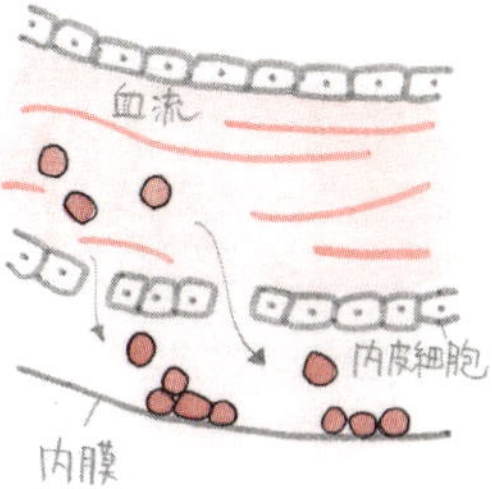

①傷ついた血管の内壁に酸化LDLが入り込む

②貪食細胞マクロファージが酸化LDLを取り込んでいく

③酸化LDLを食べ尽くしたマクロファージが泡沫細胞になる

④泡沫細胞がパンクし、粥状のコブをつくる

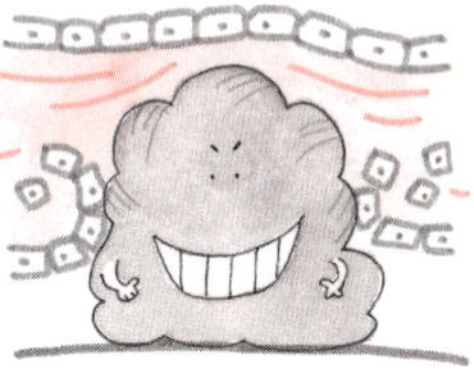

ドロドロ血からこんな病気になる

●「高血圧」もドロドロ血が原因

血液がドロドロしていると、細い毛細血管をスムーズに通り抜けられず、血液の流れが滞りがちになります。この粘り気のある血液が毛細血管を通り抜けるには、強い圧力をかけて血液を押し出す必要があります。

血液が心臓から送り出されて、血管内を流れるときに血管にかかる圧力を血圧といいますが、血圧が高くなればなるほど、血管の壁に強い圧力がかかることになります。その結果、血管に大きな負担がかかり、血管が傷ついてボロボロになりやすくなってしまいます。

これに加え、コレステロールが血管壁に沈着しやすくなり、こうして血管はさらに狭められて詰まりやすくなり、動脈硬化がどんどん進行していきます。

また、動脈硬化が進行すれば、血液の流れがより悪くなるためにさらに血圧が高くなるといった悪循環に陥る結果となります。

●生命にかかわる病気の引き金になる

血液がドロドロになると、血中のＬＤＬが増え、それが酸化して動脈硬化が起こります。すると、さらに血液は流れにくくなり、動脈硬化も進行するという悪循環を招くことになります。その結果、体中にさまざまな悪影響が及び、生命を脅かす危険な病気を発症することもあります。

○狭心症《きょうしんしょう》

心臓の筋肉を取り巻く冠状動脈が、何らかの原因により狭くなったり詰まったりして、必要な血液が心筋に送られなくなった状態をいいます。狭心症の発作は心筋梗塞の前触れとなることがあるので注意が必要です。

○心筋梗塞《しんきんこうそく》

冠状動脈が狭くなったり、詰まったりして血流が完全に途絶え、心臓に酸素や栄養が供給されなくなって心筋が壊死してしまう病気で、急死することも少なくありません。

○脳梗塞《のうこうそく》

脳の小さな動脈が詰まり、血液の流れがとまってしまうために脳に機能障害が起こります。脳梗塞には、血栓ができて血管が詰まる「脳血栓《のうけっせん》」と、心臓など他の場所にできた血栓が脳へと運ばれて脳血管が詰まる「脳塞栓《のうそくせん》」があります。脳梗塞は手足のマヒや言語障害などの後遺症が残るケースが多々あります。

○クモ膜下出血

脳は外側から硬膜、クモ膜、軟膜の三つの層でおおわれていますが、クモ膜下出血はこのうちのクモ膜と軟膜の間に出血が起こるもので、脳動脈瘤の破裂が主な原因です。死にいたるケースも少なくありません。

○脳出血

脳の血管が破れて出血し、脳の機能が障害される病気です。さらに、脳のなかに血の塊（血腫）ができるため周りの組織が圧迫されて、さらに脳組織の破壊が進みます。

○大動脈瘤《だいどうみゃくりゅう》

動脈硬化などによって大動脈の壁が部分的に弱くなり、その部分が血圧に押されてコブのように膨れた状態をいいます。胸部や腹部の大動脈に発生しますが、放置するとコブが大きくなって破裂し、大出血を起こして死にいたることもあります。

○解離性大動脈瘤《かいりせいだいどうみゃくりゅう》

大動脈の内膜に亀裂が生じ、そこから血液が流れ込んで中膜が内外の二層に分かれた状態で、大動脈が破裂すると心不全に陥って死にいたることもあります。動脈硬化に高血圧が加わると、破裂する危険性が高くなります。

あなたの血液ドロドロ度チェック

次の項目は、簡単にできる「血液ドロドロ度」チェックです。各項目の1）～3）から、自分があてはまると思われるものをそれぞれ選んでください。

①１日何回食事をしていますか
1）3回　2）2回　3）1回

②主菜（肉、魚、大豆）と主食（穀類）を食べるとき野菜、きのこ、海藻のどれかを食べますか
1）常に　2）時々　3）ほとんど食べない

③野菜をとるとき彩りを考えますか
1）常に　2）時々　3）ほとんど考えない

④大豆、大豆製品をどのくらい食べますか
1）毎日　2）時々　3）ほとんど食べない

⑤魚はよく食べますか
1）毎日　2）時々　3）ほとんど食べない

⑥卵はどのくらい食べますか
1）時々　2）毎日1個　3）週に10個以上

⑦ラーメンやハンバーガーを食べますか
1）ほとんど食べない　2）時々　3）1日1回

⑧料理には砂糖を使ったものが多いですか
1）少ない　2）時々　3）多い

⑨バターを使いますか
1）ほとんど使わない　2）時々　3）毎日

⑩砂糖を使った菓子や嗜好飲料をとりますか
1）ほとんどとらない　2）時々　3）毎日

⑪酒類を飲みますか
1）ほとんど飲まない　2）少し　3）よく飲む

⑫塩辛いものをとりますか
1）ほとんどとらない　2）時々　3）毎日

チェックのなかの1）＝1点、2）＝2点、3）＝3点として、合計を出してみてください。30点以上＝「ドロドロの可能性大です。早急に食生活を改善しましょう」25～29点＝「ドロドロ化しつつあります。改めて食生活を見直しましょう」13～24点＝「サラサラ・ドロドロの中間です。もう少し食事内容を意識しましょう」12点以下＝「この食生活を維持しましょう」さて、あなたはいかがでしたか？

Part 2

血液をサラサラにする食事のポイント

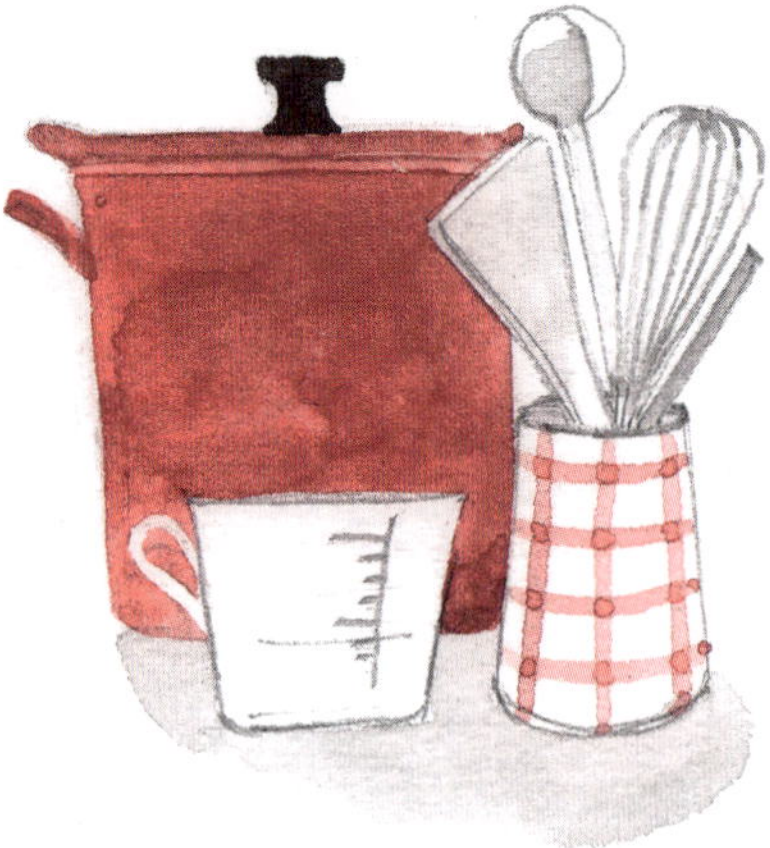

さまざまな栄養素をバランスよく摂る

●穀類と野菜を中心とした食事を

食事は健康を維持するための重要な要素です。中性脂肪値やコレステロール値が高い人は、毎日の食生活を改善し、カロリーの高い食品を控えるようにしましょう。

最近では、和食のよさが見直されています。昔の日本人の食事はご飯を中心に、汁物、野菜の煮付け、魚、いも類、きのこ類、海藻類、酢の物、香の物など、バラエティに富んだ献立でした。肉類や乳製品はあまり食べなくても、豆腐や納豆などの大豆製品でたんぱく質を補っていました。

和食は洋食よりもカロリーを低く抑えることができる上、食物繊維もたくさん摂取できます。血液をサラサラにするために、穀類と野菜を中心とした和食系の食事を心がけるようにしましょう。

●血液をサラサラにするさまざまなビタミン

ビタミンは、私たちが健康を維持していくために不可欠の栄養素です。

ビタミンは、他の栄養素の働きをスムーズにしたり、体内での生理作用や代謝を円滑にする働きがあります。どのビタミンも欠かすことはできませんが、なかでもビタミンE、C、βカロチンには細胞の酸化を防ぐ抗酸化作用があり、動脈硬化を予防・改善する働きがあります。

「ビタミンE」…活性酸素によって酸化された脂質である過酸化脂質を分解して血液をサラサラにして毛細血管の血行をよくする。

「ビタミンC」…コラーゲンの合成を促進して血管を丈夫にしたり、血液中のコレステロールを減らす働きがある上、ビタミンEの抗酸化作用をサポートする役目も果たす。

「βカロチン」…体内で必要な量だけビタミンAに変換され、変換されないβカロチンには活性酸素を除去する抗酸化作用がある。

このほか、「ビタミンB_2」は脂質の代謝を、「ビタミンB_1」は糖質の代謝を促進し、「ナイアシン」は糖質や脂質の代謝を促進したり、血行をよくする働きがあります。

また、脂質、糖質、たんぱく質の代謝に働く「パントテン酸」は善玉コレステロールを増やす働きがあります。

そのほか、毛細血管を丈夫にしたり、血圧を下げる働きのある「ビタミンP」や「ルチン」なども重要なビタミンです。

●ミネラルはバランスが大切

ミネラルもまた、体の機能の維持や調節に

欠かせない栄養素です。体のなかでは、エネルギーづくりをはじめ多くの化学反応が行われていますが、ミネラルはこの化学反応を推進する酵素に必要で、不足するとさまざまな反応が停滞して健康に悪影響が及びます。

ミネラルは人体では合成されないので、すべて食品から摂取する必要があります。また、ミネラルは不足しても摂り過ぎてもいけません。たとえば、ナトリウム、カリウム、マグネシウムなどは、摂取バランスが崩れると血管が緊張して血圧が高くなります。また、リンの過剰摂取はカルシウムの吸収を妨げて骨の代謝異常を起こします。

ミネラルのなかでも「セレン」はビタミンE同様、過酸化脂質の分解に働き、動脈硬化や発ガンを抑制します。セレンとビタミンEはいっしょに摂るとより抗酸化作用が高まります。

●旬の食材を積極的にとり入れよう

栽培技術の進歩によって、多くの野菜や果物などが一年中食べられるようになりました。しかし、もともと野菜や果物、それに魚には旬があり、旬のものはビタミン、ミネラルなどの含有量が高く栄養的にもすぐれているのです。日本には四季折々の季節をあらわす食材がたくさんあります。季節感を味わえる旬のもので食卓を彩って、血液をサラサラにする健康な食事を楽しみましょう。

旬の食材いろいろ

●春：**新キャベツや新じゃがいもなど、若々しい食材が、体内にたまった冬の汚れを一掃**
みつば、たけのこ、新キャベツ、グリーンアスパラガス、ピーマン、パセリ、にら、新じゃがいも、たまねぎ、いちご、グレープフルーツ、たい、にしん、ひらめ、さわら、とびうお、かに　など

●夏：**食中毒を防ぐしょうがやみょうが、体を冷やし、むくみを取るものが主流に**
オクラ、ピーマン、トマト、つるむらさき、モロヘイヤ、えだまめ、なす、かぼちゃ、みょうが、しそ、らっきょう、すいか、メロン、さくらんぼ、もも、かつお、すずき、あゆ、きす、うなぎ、いわし、まぐろ、いか　など

●秋：**冬に備えて厚みを増す時期。さまざまな素材の栄養価が高くなる**
じゃがいも、さつまいも、にんにく、きのこ類、ごぼう、やまいも、柿、かりん、すだち、なし、ぶどう、ゆず、りんご、さば、かれい、さけ、ます、さんま、かます、こはだ　など

●冬：**体を温める根菜など、養分を吸収して成長した食材がたくさん出回る**
ほうれんそう、にら、ねぎ、しゅんぎく、こまつな、はくさい、やまいも、れんこん、にんじん、だいこん、ごぼう、ブロッコリー、芽キャベツ、カリフラワー、せり、温州みかん、はっさく、りんご、ぶり、たら、かき、わかさぎ、むつ、しらうお、たこ　など

コレステロール、脂肪、糖質とのつきあい方

●コレステロールの摂り方

コレステロールは、私たちの体をつくっている細胞の細胞膜を構成する成分で、ホルモンや胆汁酸の材料になるなど、本来、重要な役目を担っています。

しかし、食品からの摂取や体内での合成が過剰になってコレステロールが増えると、血液がドロドロになる原因となります。

コレステロールは主に動物性食品に多く含まれていますので、肉類などを好んで食べる人は食べ方にも注意が必要です。

たとえば、同じ肉でも脂身の少ない赤身の肉を選ぶ、蒸したりしゃぶしゃぶにしたり網焼きにするなど、脂肪を落とす調理法を工夫する心がけが必要です。また、肉を炒める場合はフッ素樹脂加工のフライパンを使うとよいでしょう。焦げつきにくいので、使用する油の量が少なくてすみます。

●脂質にはさまざまな種類がある

脂質は飽和脂肪酸と不飽和脂肪酸に大別さ

れます。飽和脂肪酸は牛肉、豚肉、鶏肉など肉類の動物性脂肪に多く含まれ、コレステロールや中性脂肪を増やし、血液をドロドロにする原因になります。

一方、不飽和脂肪酸は魚や穀類、ナッツ類などに多く含まれ、飽和脂肪酸とは反対にコレステロールを減らしたり、血圧を下げたり、血液の塊をなくして血液の流れをよくするなど、体に有益な働きをします。主な不飽和脂肪酸には次のような種類があります。

「オレイン酸」…血中のコレステロールを減らす働きがあり、酸化しにくい。オリーブ油、なたね油などに多く含まれる。

「リノール酸」…血中のコレステロールを減らしたり、血圧を下げる働きがある。ただし、酸化されやすく、摂り過ぎると善玉といわれるHDLコレステロールを減らしてしまう。また、体内でガンや動脈硬化の原因となる過酸化脂質を生じる恐れがある。サフラワー油、ひまわり油に多く含まれる。

「αリノレン酸」…血圧を下げる、血栓を予防し血液の流れをよくする、体内でEPA、DHAを合成するなどの働きがある。なたね油などに含まれる。

「EPA（エイコサペンタエン酸）」…血栓を予防する、LDLコレステロールや中性脂肪を減らし、HDLコレステロールを増やす働きがある。青魚の脂肪に多く含まれる。

「DHA（ドコサヘキサエン酸）」…血小板の凝集を抑制する、血圧を下げる、LDLコレステロールや中性脂肪を減らし、ＨＤＬコレステロールを増やすなどの働きがある。青魚の脂肪に多く含まれる。

血液をサラサラにするためには、飽和脂肪酸の摂り過ぎに注意し、不飽和脂肪酸を積極的に摂るよう心がけましょう。

●中性脂肪を増やす糖質の摂り過ぎに注意

糖質は単糖類、二糖類、多糖類などに分類されます。単糖類には果物やハチミツなどに含まれるブドウ糖や果糖、二糖類には砂糖の主要成分であるしょ糖や麦芽糖、乳糖などがあります。多糖類には穀類やいも類に多く含まれるでんぷんのほか、体内に貯蔵されているグリコーゲンなどがあります。

これらの糖質は、腸でブドウ糖に分解されて肝臓に運ばれ、エネルギー源として利用されますが、エネルギーとして消費されなかったブドウ糖は、肝臓や筋肉に蓄えられます。しかし貯蔵の限度を超えると余分なブドウ糖はインスリンによって中性脂肪に合成されて血液をドロドロにするもととなります。

つまり、甘いものや炭水化物などを過剰に摂取すると中性脂肪が増え、血液がドロドロになるというわけです。糖質は大切なエネルギー源ですが、摂り過ぎには要注意です。

特に、砂糖や脂肪の多いケーキなどは、カロリーを考慮して食べるようにしましょう。また、砂糖の代わりに各種ミネラルを多く含む黒砂糖を使うことをおすすめします。

脂肪分を減らすための工夫

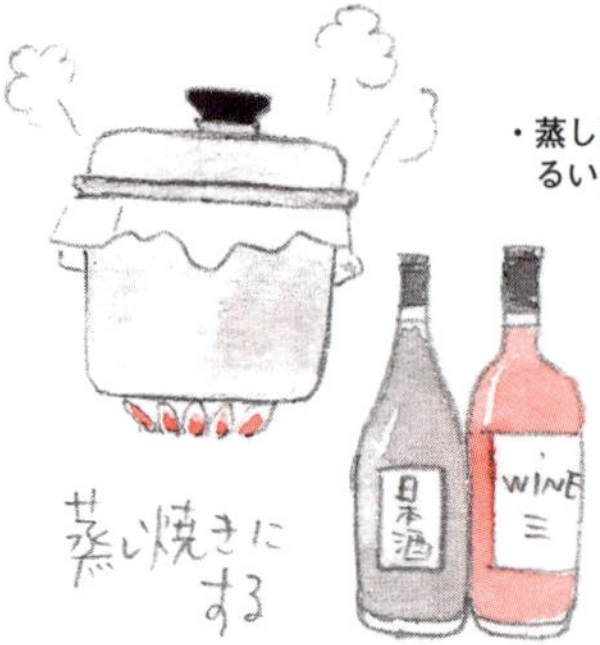

・蒸し器を使って蒸す。あるいは酒蒸しにする

・網焼き、もしくはグリルなどを使う

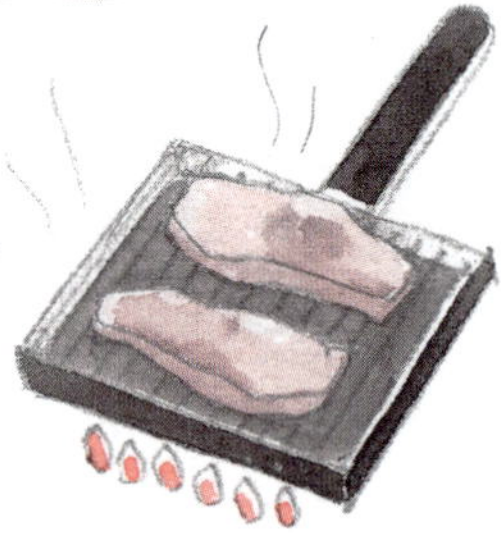

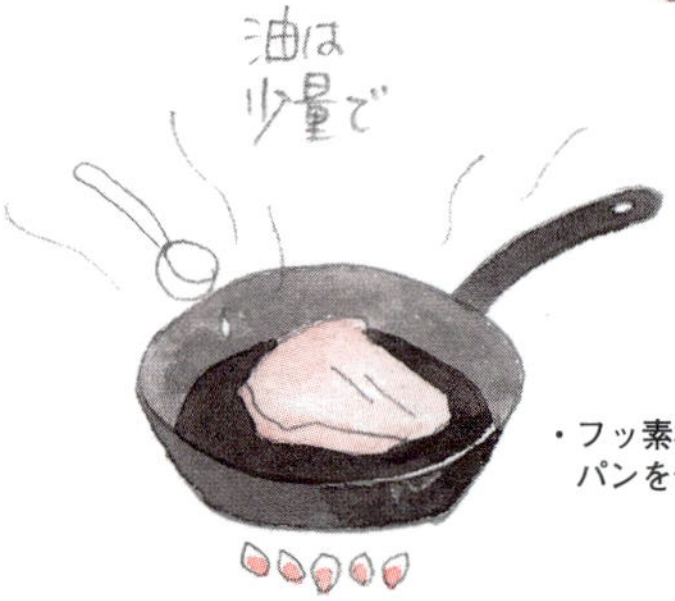

・フッ素樹脂加工のフライパンを使用する

減塩するためのちょっとした工夫

●食塩摂取量は一日一〇g以下に抑える

塩分は、しょうゆやみそなどの調味料や加工食品などにも多く含まれているため、一般的に過剰摂取になりがちですが、塩分の摂り過ぎは高血圧を招きます。

高血圧予防のためにはできるだけ減塩するよう心がけ、一日一〇g以下に抑えるようにしましょう。それと同時に、ナトリウムの排泄を促して血圧を下げる働きをするカリウムの摂取量を増やすことが大切です。

●酢を活用して塩分を控える

しょうゆは調味料として欠かせないものですが、塩分を摂り過ぎる原因ともなります。そこで、おすすめしたいのが酢の活用です。調味料を酢じょうゆにしたり、調理の際に酢を積極的に使うことが減塩につながります。

また、酢に含まれるクエン酸は糖質をエネルギーに変えるときに不可欠な成分で、コレステロールや中性脂肪を減らすのに役立ちます。

塩分を控えるための食事のポイント

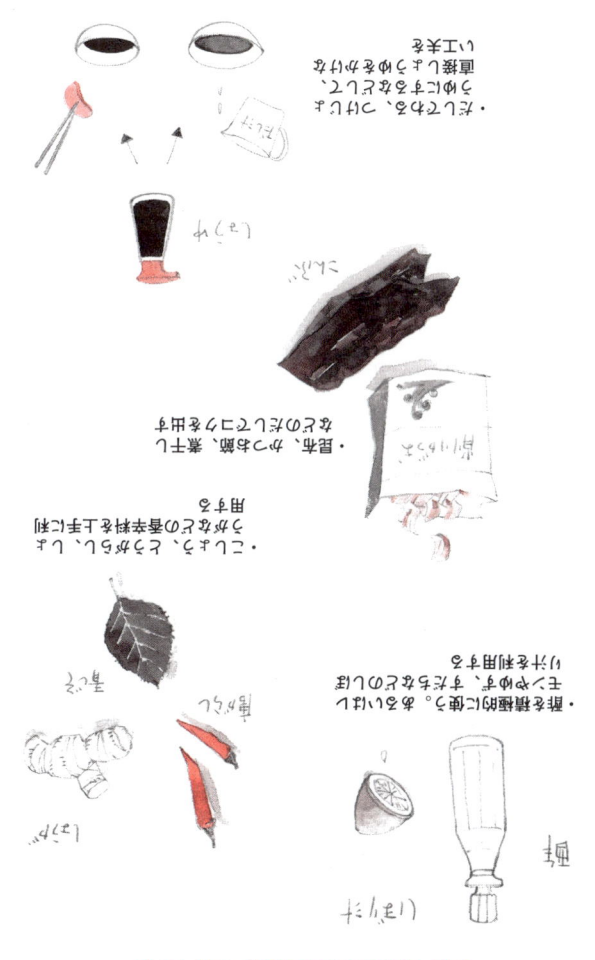

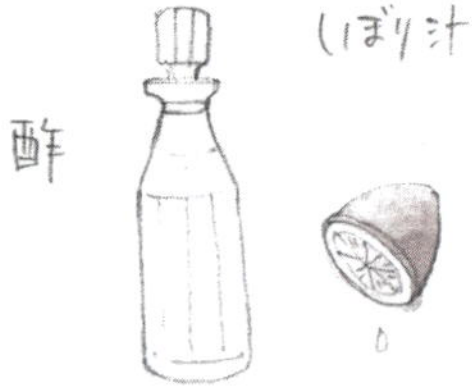

・酢を積極的に使う。あるいはレモンやゆず、すだちなどのしぼり汁を利用する

・こしょう、とうがらし、しょうがなどの香辛料を上手に利用する

・昆布、かつお節、煮干しなどのだしでコクを出す

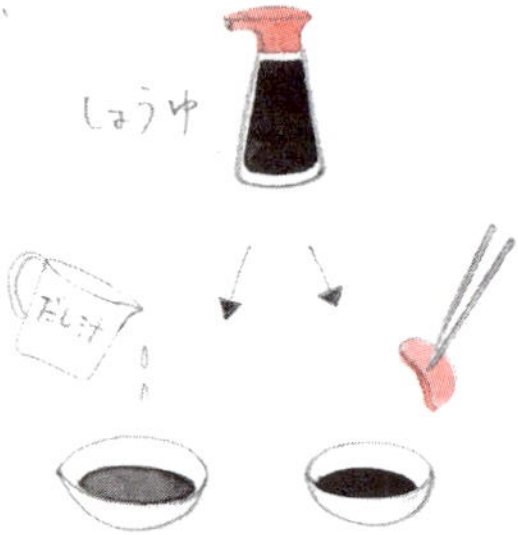

・だしでわる、つけじょうゆにするなどして、直接しょうゆをかけない工夫を

●辛みや香辛料を利用する

料理の味つけに、とうがらしやこしょうなどの香辛料を利用すれば、塩分を控えることができます。味にも深みが増して、おいしさが倍増します。

●だしを効かせる

昆布、かつお節、煮干しなどから出るだしは、料理にうまみや風味を与えてくれますので、だしが効いていれば、使用する塩分を減らすことができます。毎日の料理のなかで積極的にだしを使うようにし、減塩する工夫をしてみましょう。

たとえば、ほうれんそうのお浸しなどをいただくときに、しょうゆの代わりにだし汁を使ってみてはいかがでしょう。だしのうまみでお浸しがいっそうおいしくいただけます。また、納豆にだし汁を使用してもいいでしょう。このように、だし汁はしょうゆに代わる調味料として大いに活用することができます。

外食を選ぶときのポイント

●脂質や糖分を摂り過ぎないような工夫を

外食と一口にいっても、ファミリーレストラン、ファーストフード、居酒屋、定食屋、それに和洋中の各種レストランなどさまざまありますが、いずれも糖分や脂質の多いメニューが多く、コレステロールを増加させてしまう傾向にあるといえます。

特に、油っこい炒め物や、天ぷらやとんかつのような揚げ物には要注意です。こうした脂肪分の多い料理を食べるときは、全部食べずに二割程度残したり、衣をはずして食べるなど、食べ方を工夫するようにしましょう。

●塩分を控えめに

また、塩分が多いのも外食の注意点です。ラーメンのスープ、それにそばのつゆにそば湯を注いで飲むのも避けたほうがよいでしょう。

味つけが物足りないと感じると、ついついしょうゆや塩を料理の上からかけてしまいがちですが、できれば小皿にいったん注いで、そこにつけて食べるよう心がけましょう。また、味をもう少し濃くしたいときは、酢を使うことをおすすめします。

●野菜を補うよう心がけよう

また、野菜が不足しがちになるのも、外食料理の特徴です。ですので、なるべく野菜の多い、さっぱり系のものを選ぶよう心がけましょう。たとえばラーメンを食べるなら、野菜を多く使った五目そばや冷し中華にしたり、パスタを選ぶならトマトやトマトソースを使用している、あるいはブロッコリーやほうれんそうなどの具材を用いたものにする、といった具合です。

●定食ものなどでバランスよく

外食でもっとも理想的なのは、全般的に脂肪分が少なくカロリーの低い和食系の定食です。お浸しがついていたり、冷やっこや納豆がついたものなどは、比較的栄養のバランスもよいでしょう。焼き魚、煮魚定食を頼むのであれば、何かもう一品、いもの煮ころがしや青菜のお浸しなどを頼んでもよいと思います。魚は、さばやいわしなどの青魚、もしくはさけがおすすめです。

外食のエネルギーと塩分の例

料理名	エネルギー	食塩量
〈定食〉		
ビーフステーキセット	898	4.2
すき焼き定食	870	6.3
とんかつ定食	835	4.4
ハンバーグセット	766	4.2
八宝菜定食	738	7.6
マーボー豆腐定食	655	5.8
エビチリ定食	634	6.3
肉野菜炒め定食	621	5.9
おでん定食	501	6.4
焼き魚定食	425	4.0
刺身定食	418	3.7
〈めん類〉		
スパゲティ・ミートソース	620	2.9
たらこスパゲティ	517	4.7
みそラーメン	560	7.2
タンメン	510	6.0
しょうゆラーメン	440	6.4
ざるそば	277	3.0
〈丼もの〉		
かつ丼	950	4.5
天丼	745	3.0
うな重	739	2.6
牛丼	719	3.9
鉄火丼	605	1.6

＊エネルギーの単位はkcal、塩分はg
＊定食につくご飯は250g

インスタント・レトルト食品を上手に摂る

●足りないものを補う工夫をする

インスタント・レトルト食品も外食と同様に糖質や脂質が多く、なおかつカロリーや塩分が高いのが特徴ですが、それぞれの食品のもつ特徴を考慮して食事に取り入れれば、有効に利用することも可能です。

たとえば、インスタントラーメンを食べようとする場合、即席めん自体は糖質と脂質ばかりですので、たんぱく質や野菜を補うようにします。キャベツやにんじん、たまねぎ、もやしなどをゆでてめんにのせてもよいですし、わかめを添えてもよいでしょう。あるいは、そこにゆでた卵を加えてもたんぱく質を補うにはうってつけです。

また、可能ならば生めんタイプやノンフライタイプを選んだほうがよいでしょう。ゆでたお湯はすててあらためてスープを加えれば、さらに脂質を少なくすることができます。

●フッ素樹脂加工のフライパンなどを利用

冷凍食品も、ちょっとした工夫で油分を減

インスタント食品の分量とエネルギー例

	分量	エネルギー
〈めん〉		
即席めん	100（1袋）	450
ソースやきそば	110（1袋）	500
さぬきうどん	265（1袋）	340
〈冷凍食品〉		
ピラフ	250（1人前）	385
焼きおにぎり	70（1個）	128
ホットケーキ	100（小2枚）	268
肉ギョウザ	15（小1個）	60
肉シュウマイ	15（小1個）	40
肉コロッケ	60（小1枚）	170
若どりの唐揚げ	25（中1枚）	65
エビフライ	30（中1本）	37
ハンバーグ	80（中1個）	145
〈レトルト食品〉		
具入りカレー	200（1人前）	230
牛丼	150（1人前）	135
中華丼	180（1人前）	110
〈ルー〉		
カレー	20（1人前）	110
シチュー	20（1人前）	80
〈ソース〉		
マーボー豆腐	26（1人前）	45
エビチリソース	30（1人前）	35
酢豚	40（1人前）	45
チンジャオロースー	30（1人前）	30
すき焼きたれ	50（1人前）	100
ごまだれ	50（1人前）	80

＊分量の単位はｇ、エネルギーはkcal
＊表の数字は平均的なカロリーを示す
＊冷凍食品は調理前のエネルギー

らすことができます。たとえば、調理済みの揚げ物類（コロッケや唐揚げなど）は、電子レンジで温めたあとにキッチンペーパーで油分を拭うと、カロリーを抑えることができます。またチャーハンなどの場合は、フッ素樹脂加工のフライパンを利用すれば、油を使わずに炒めることも可能です。こうしたひと工夫で、冷凍食品もヘルシーにいただくことができるのです。

●さまざまな種類のものを上手に使おう

毎日毎日レトルトやインスタント食品ばかりはいただけませんが、やむをえずレトルトを組み合わせて使用する場合は、バランスを考えて上手に取り入れることが大切です。ハンバーグやフライものなどを食べるなら、同時にほうれんそうのお浸しやかぼちゃの煮物をプラスするなど、比較的脂質の少ない、野菜ものを多く摂取するよう心がけましょう。

Part 3

サラサラ血づくりに役立つ食べ物

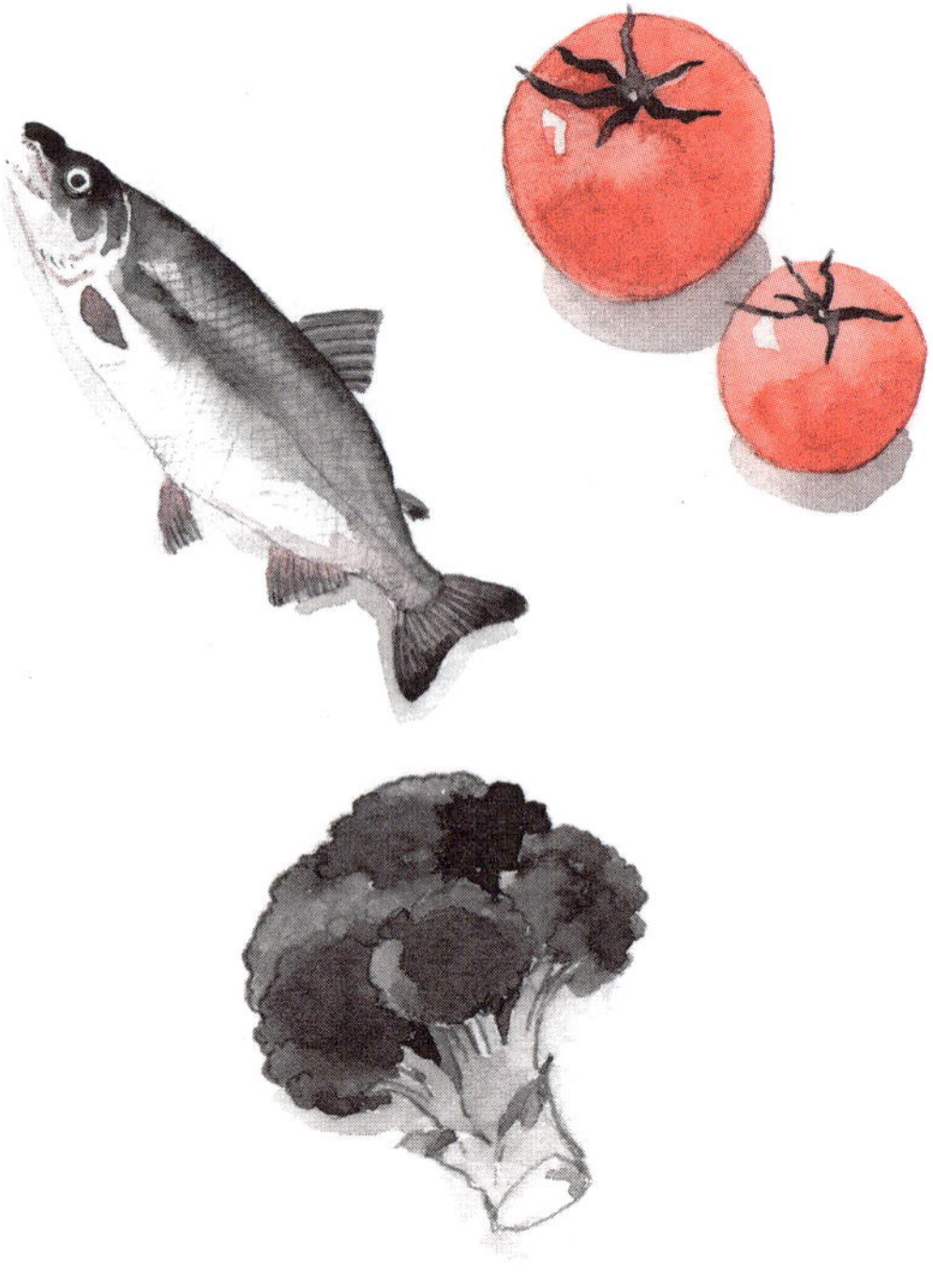

サラサラ血に効く栄養素がたっぷり

玄米

●「発芽するパワー」を秘めている

玄米と精白米を水に浸しておくと、白米は腐ってしまいますが、玄米は数日後に発芽します。これは玄米が生きている証拠であり、発芽するパワーを内に秘めているということなのです。

同じ米でも栄養素は未精製のものほど豊富で、玄米には現代の食生活に不足しがちなビタミン、ミネラル、食物繊維などがバランスよく含まれています。さらに、玄米の米ぬかや胚芽の部分に多く含まれるさまざまな栄養成分が、生活習慣病の予防につながるといった効果が科学的に明らかにされてきています。

●血行改善、血管の老化を予防

栄養価の高い玄米は、活性酸素の害から体を守る強力な抗酸化作用をもち、血行改善や血管の老化を防ぐビタミンEをはじめ、血液をサラサラにするのに役立つさまざまな栄養素が豊富に含まれています。

玄米に含まれるビタミンEは白米の六・五倍、食物繊維は六倍もあります。また玄米は、血中のコレステロールを減少させるリノール酸、血行をよくするナイアシン、善玉コレステロールを増やすパントテン酸、ナトリウムによる血圧の上昇を抑制するカリウム、血圧を調整したり血液を固まりにくくするマグネシウムなども、白米の

【効用】
高血圧、動脈硬化、ガン、貧血、冷え症
【栄養素】
カリウム、マグネシウム、食物繊維、ギャバ、セレン

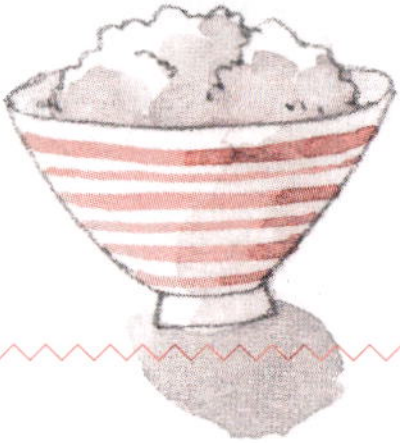

数倍多く含んでいます。

●大腸ガンの抑制・高血圧予防

さらに、玄米の米ぬかに多く含まれるIP6（イノシトール6リン酸）という抗酸化物質には、大腸ガンや皮膚ガンなどを抑制したり、血液をサラサラにする効果もあることがわかってきました。

「食感が固い」「炊くのに時間がかかる」などから敬遠されがちな玄米ですが、その栄養価は白米よりはるかにすぐれており、高血圧や動脈硬化を予防・改善する効果も高いといえるでしょう。

豆知識 「胚芽に含まれるギャバが高血圧を改善」

玄米は、一番外側のもみ殻を除いただけのもので、「ぬか層」「胚芽」「胚乳」の三つからなります。玄米からぬか層だけを取り除いたものが胚芽精米、さらに、ぬか層も胚芽も取り除いたものが、精白米です。栄養的にもっともすぐれているのが玄米ですが、玄米が食べにくいという人は胚芽米がおすすめです。白米にはない胚芽の部分には、ギャバ（γアミノ酪酸）というアミノ酸が含まれており、中性脂肪を低減したり血圧を下げる作用が確認されています。

ギャバは、胚芽が発芽の準備を始めるときに、米に含まれるグルタミン酸が酵素の働きによって変化したもので、水に浸すと時間の経過とともに増えていきます。

ルチンのパワーが血液をサラサラに

そば

蕎麦

●血管を丈夫にするルチンのパワー

そばはめん類のなかでもダントツの栄養価があります。そば粉（全層粉）に含まれるたんぱく質は白米の約二倍、糖質の代謝を促すビタミンB_1は約五・七倍、脂質の代謝を促すビタミンB_2は五・五倍もあります。また、血行をよくするナイアシンやビタミンE、血圧降下に作用するカリウムやマグネシウム、食物繊維なども白米の含有量を大幅に上回っています。

そばは高血圧や脳卒中によいといわれていますが、そばの効用の主役はルチンと呼ばれる成分で、ルチンは高血圧や動脈硬化の薬としても活用されています。

●血圧を下げる効果もある

ルチンはビタミンPの一種で、活性酸素を除去する作用や、コラーゲンの生成を促すビタミンCの働きをサポートして、毛細血管を強化する働きがあります。

また、ルチンには血圧を上げるアンジオテンシンⅡという物質の作用を阻害する働きや、インスリンの分泌を促す作用もあり、血圧を下げたり、糖尿病を予防する効果があるといわれています。

一日に摂取したいルチンは三〇mgといわれますが、そば一食分には約一〇〇mgのルチンが含まれているので、一日一食そばを食べれば十分であるといえます。

【効用】
高血圧、動脈硬化、脳卒中、糖尿病
【栄養素】
ルチン、カリウム、ビタミンB_1、食物繊維、亜鉛

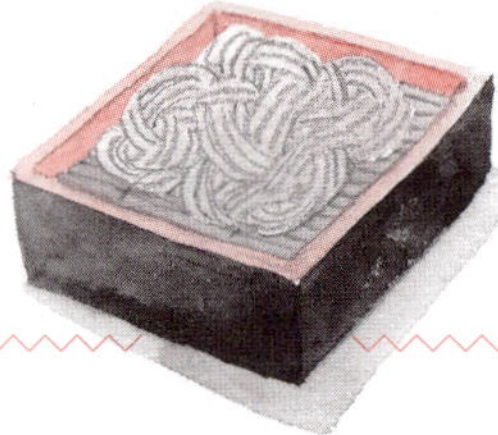

●ビタミンCが豊富な野菜を薬味に

ルチンはビタミンCといっしょに摂ると効果的です。ルチンにはビタミンCの吸収を助け、ビタミンCの酸化を防ぐ働きがあります。

ですから、そばを食べるときにはねぎやあさつき、大葉、みょうが、だいこんなど、ビタミンCを含んでいる野菜を薬味にするとよいでしょう。

また、めんばかりでなく、そば粉を使ってそばがきやパンケーキをつくってみてはいかがでしょうか。ちょっと目先が変わって、これもまたおいしくいただけます。

豆知識

「ルチンたっぷりの韃靼《だったん》そば」

韃靼そばは、中国南西部、ブータン、モンゴル、ネパールなどの中央アジア諸国で古くから栽培されているそばの一種です。日本でも北海道の一部などで栽培されるようになりました。

別名「苦そば」ともいわれるように、独特の苦みがありますが、この苦みはルチンが変化して出てきたものです。最近ではその変化を抑える方法が開発され、おいしい韃靼そばが食べられるようになりました。

韃靼そばには、良質のビタミンやミネラルが豊富に含まれている上、ルチンが普通のそばの約一〇〇倍も含有されているのが特徴です。また普通のそばと比較して、韃靼そばのほうが血行改善効果の高いことも報告されています。

コレステロールを減らし、血管を丈夫にする

さつまいも

●ビタミンCが破壊されにくい

さつまいもはでんぷんが主成分ですが、栄養素の豊富な野菜で、いも類のなかでもビタミンCを多く含んでいます。

ビタミンCには、血中のコレステロールを減らしたり、血管を丈夫にする働きなどがあり、ほかにも抗酸化作用、抗ガン作用、抗ウイルス作用などがあります。

一般にビタミンCは熱や空気に弱いのですが、さつまいものビタミンCは壊れにくいのが特徴です。焼きいもにしても八〇～九〇%は残ります。

●食物繊維や「ヤラピン」の効用

食物繊維には、便秘を改善するほか、コレステロールの吸収を抑制する、食後の血糖値の上昇を抑えるなど、さまざまな働きがあります。

さつまいもにはこの食物繊維が豊富に含まれていますが、このほか、さつまいもを切ったときににじみ出る、ヤラピンという白い液にも便通を促す作用があり、食物繊維との相乗効果で便秘を改善します。

●黄色の濃いものほどβカロチンが豊富

さつまいもは、ビタミンC、食物繊維以

【効用】
便秘、動脈硬化、高血圧、ガン
【栄養素】
カリウム、ビタミンC、カロチン、食物繊維、ヤラピン

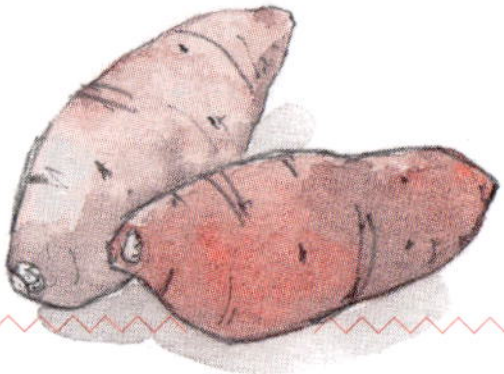

外にも、ビタミンB_1、ビタミンE、βカロチン、カリウム、カルシウムなどのビタミンやミネラルを含んでいます。

ビタミンEは活性酸素を除去して動脈硬化を防いだり、血液の流れをよくする働きがあり、カリウムはナトリウムを排出して血圧を下げる作用があります。

動脈硬化やガン予防に効果がある抗酸化物質のβカロチンは、いもの黄色みの強い「ベニハヤト」など、オレンジ色に近い品種のものほど多く含まれています。

また、紫系のさつまいもにも、アントシアニンという強力な抗酸化作用をもつ物質が含まれ、活性酸素を除去するのに役立ちます。

豆知識 「じっくりと加熱すると甘みが増す」

さつまいもの甘みは、でんぷん糖化酵素のアミラーゼという物質がもとになっています。

さつまいもの甘みを引き出すためには、ゆっくりと時間をかけて加熱調理するとよいでしょう。電子レンジで加熱したさつまいもと、蒸し器などで時間をかけてふかしたさつまいもを比べると、甘さの違いがはっきりわかります。これは、時間をかけて加熱したほうが、アミラーゼが活発に働くからです。電子レンジでは、糖度が増加しないうちに料理できてしまうので、あまり甘みは出ません。ただし、ビタミンCの損失を減らすには、電子レンジによる調理のほうがおすすめです。

なお、さつまいもを保存するときは冷蔵庫を避け、新聞紙などに包んで暗く涼しい風通しのよい場所におくとよいでしょう。

ぬめりがサラサラ血づくりに役立つ

さといも

里芋

●いも類のなかでも低カロリー

さといもは、山に自生する「やまいも」に対して、里で栽培されることからその名がついたといわれています。さといもには数多くの品種があり、えびいもややつがしら、セレベスなどもさといもの仲間です。

カロリーは一〇〇g中五八キロカロリーで、さつまいもやじゃがいもに比べて低く、いも類のなかではもっとも低カロリーです。

また、食物繊維もさつまいもと同じく一〇〇g中二・三mgと豊富で、ダイエット食品としてもおすすめです。

●独特のぬめりのなかにサラサラのもとが

さといもは、他のいも類にはない独特のぬめりがありますが、実は、このぬめりにこそすばらしい効用が秘められているのです。

ぬめりの正体は、ガラクタンと呼ばれるムコ多糖類とたんぱく質と糖質が結合したムチンに、さらにマンナンという食物繊維が加わったものです。

ガラクタンには、血圧を下げたり、血中コレステロールを低下させて血液をサラサラにする作用があります。また、脳細胞を活性化してボケを防いだり、免疫力を高めてガンを予防する働きがあるといわれてい

【効用】
高血圧、ガン、痴呆症、便秘、疲労回復
【栄養素】
カリウム、ビタミンC、食物繊維、ムチン

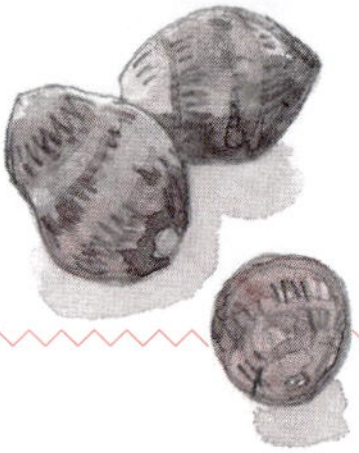

ます。
ムチンは、胃の粘膜をうるおして胃壁を保護したり、肝臓や腎臓の機能を高めたり、消化・吸収を促進する作用などがあります。なお、このぬめりは、便秘改善にも役立ちます。

●豊富なカリウムが高血圧を予防

また、さといもは他のいもに比べてカリウムが豊富に含まれているので、高血圧予防や疲労回復、むくみを改善するのにも有効です。

このように、消化・吸収のよいさといもは、お年寄りや子ども、病人の栄養補給にもすぐれています。

豆知識 「ぬめりを残して調理する」

さといものぬめりには、数々のすぐれた効果があるので、調理する際には、なるべくぬめりを落とさないようにしたいものです。塩もみしたりゆでこぼしたりせずに、そのまま煮るようにしましょう。小さなさといもを皮ごと蒸した後、熱いうちに皮をさっとむき、塩をふって食べる「絹かつぎ」なら、ぬめりや栄養価を損なうことなくいただくことができるでしょう。

さといもの皮をむくと手がかゆくなることがありますが、手に塩か重曹をつけておけば大丈夫。酢水も効果があります。

保存する際には冷蔵庫を避け、泥のついたまま新聞紙に包んで冷暗所におくとよいでしょう。最近は皮をむいたさといもも売られていますが、味も栄養も泥つきのほうがすぐれています。

血液サラサラに役立つ「大地のリンゴ」

じゃがいも

●ビタミンCはいも類のなかでトップ

じゃがいもは、ヨーロッパでは「大地のリンゴ」とも呼ばれ、ビタミンCやカリウムが豊富に含まれています。ビタミンCは特に豊富で、いも類のなかでトップの含有量を誇ります。

しかも、じゃがいものビタミンCは、さつまいもと同様壊れにくく、加熱調理してもそれほど失われないという特性をもっています。

ビタミンCは、コラーゲンの生成に必要不可欠なビタミンで、血管や骨などを増強する働きがあります。また、抗酸化作用によって血液のドロドロ化を防ぎ、動脈硬化を予防するのにも役立ちます。

●高血圧を予防するカリウム

じゃがいもは一〇〇g中四一〇mgのカリウムを含んでいます。カリウムは、高血圧の原因となる余分なナトリウムを体外へ排泄して、血圧上昇を抑制する働きがあります。また、腎臓における老廃物の排出作用を促したり、筋肉内でエネルギーづくりに働くなど、血液をサラサラにする重要な役目を担っています。

血圧が高め、むくみがある、あるいは疲労回復などの症状にも効果的です。

【効用】
動脈硬化、高血圧、ガン、便秘
【栄養素】
カリウム、ビタミンC、食物繊維

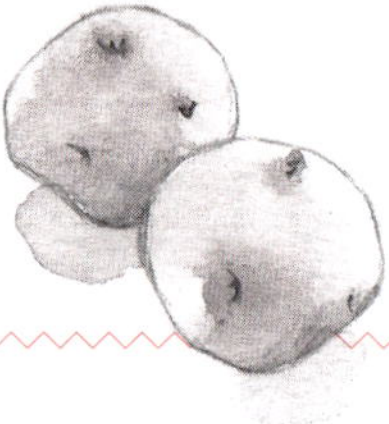

●バラエティ豊かな調理法

じゃがいもは、さつまいもなどに比べてカロリーが低いのが特徴で、ダイエットにも適しています。

また、肉じゃがをはじめ、ポテトサラダ、ポテトフライ、グラタン、スープなど、煮ても焼いても揚げてもおいしく、幅広い料理に用いることができます。

じゃがいものビタミンCは、加熱してもあまり失われることはありませんが、電子レンジで加熱すればビタミンCの損失がさらに防げます。ゆでる場合は、皮つきのまま、まるごとゆでるとよいでしょう。

豆知識 「料理によって使い分ける」

じゃがいもには「男爵いも」や「メークイン」などいくつかの品種があり、それぞれ特徴をもっています。人によって好みはさまざまですが、料理によってじゃがいもを使い分けるのも一考です。

たとえば、粉ふきいもやふかしいも、フライドポテト、マッシュポテト、コロッケ、ポテトサラダなどには、でんぷん質の多いホクホクした男爵いものようなじゃがいもが適しています。一方、肉じゃがやおでん、ポトフなどの煮物には、メークインを使ったほうが煮くずれしません。

なお、じゃがいもの芽にはソラニンという毒素が含まれているので、調理の際に芽が出ていたらていねいに取り除きましょう。

サポニンがコレステロールを抑える

やまいも

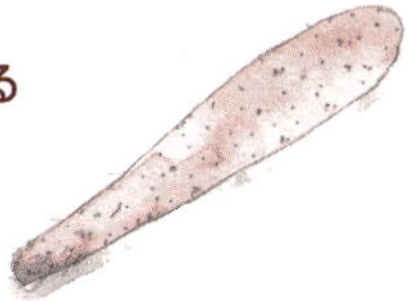

山芋

●消化吸収がよく、滋養強壮効果が高い

やまいもは、ヤマノイモ科ヤマノイモ属の食用できる植物の総称で、世界には約六〇〇種類あるといわれています。

日本では、山に自生する野生種を自然薯《じねんじょ》といいますが、あまり市場には出回っていません。

そのほか棒状のながいも、扇型のいちょういも、丸いやまといもなどがありますが、栄養的にはあまり変わりません。

やまいもは、でんぷんを分解する消化酵素のアミラーゼなどが豊富に含まれています。また、やまいもに含まれるヌルヌルした粘りの成分ムチンは、たんぱく質の吸収を助ける働きや、肝機能や腎機能を高める作用と滋養強壮に効果があります。

●コレステロールを減らすサポニン

そのほか、やまいもに含まれるサポニンはコレステロールを減らし、抗酸化作用によって悪玉のLDLコレステロールの酸化を抑制する働きがあります。また、血圧を下げる効果のあるカリウム、新陳代謝を促すコリンや、抗酸化力のあるカタラーゼという酵素なども含まれており、これらの有効成分の働きによって、血液をサラサラにする効果が期待できます。

グルコマンナンが血糖値の上昇を抑える

こんにゃく

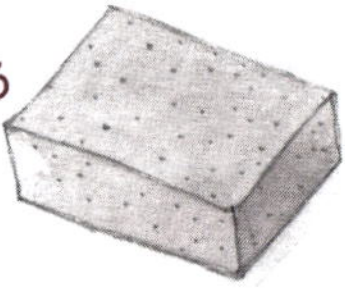

蒟蒻

●こんにゃく特有の食物繊維を含む

こんにゃくは、サトイモ科のこんにゃくいもからつくられる加工食品です。成分の九七%が水分で、カロリーもごくわずかなため、ダイエット食品としてもさまざまな形で利用されています。

しかし、こんにゃくは単なるローカロリー食品ではありません。グルコマンナンと呼ばれる水溶性食物繊維が豊富に含まれているという特徴があるのです。

食物繊維は、糖質、たんぱく質、脂質、ビタミン、ミネラルに続く第六の栄養素ともいわれ、便秘改善から生活習慣病予防まで幅広い効能をもっています。

●動脈硬化、糖尿病の予防にも有効

グルコマンナンは消化吸収されにくく、腸内の有害物質を吸着して体外に排出したり、コレステロールの吸収を抑制し食後の血糖値の急激な上昇を抑えるなど、体に有益な作用を及ぼします。

このように、グルコマンナンは整腸作用やコレステロールを抑える働きをして、便秘や大腸ガンを予防するばかりでなく、血液をサラサラにして動脈硬化や糖尿病、脂質異常症（高脂血症）などの予防にも役立つというわけです。

高血圧を予防する「おつまみ」野菜

えだまめ

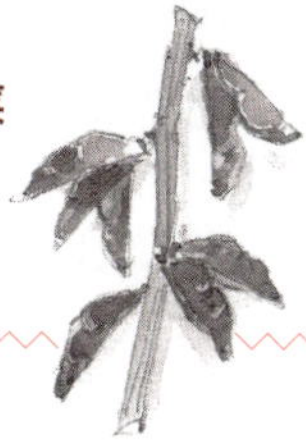

枝豆

●大豆にはないビタミンC、カロチン

えだまめは、大豆が未成熟なうちに収穫したもので、江戸時代から日本人の食生活に取り入れられるようになったそうです。

栄養的には大豆に似ていますが、大きく異なる点があります。それは、大豆にはほとんどないビタミンCとカロチンが豊富に含まれていることです。ビタミンCは熱に弱いのですが、えだまめはさやがあるのでゆでても失われることはありません。

抗酸化物質でもあるこの二つの栄養素は、えだまめに含まれるビタミンEとともに血液をサラサラにし、動脈硬化や高血圧の予防・改善に効果を発揮します。

●ビールのつまみにえだまめは最適

えだまめのもとである大豆は「畑の肉」といわれるほどたんぱく質が豊富で、各種のビタミン、ミネラルも多く含まれているたいへん栄養価にすぐれた食品です。

ビールの定番のおつまみといえばえだまめですが、おいしくビールが飲めるだけでなく、栄養学的にみてたいへんよい組み合わせなのです。

えだまめに含まれるアミノ酸の一種であるメチオニンにはアルコールを分解する働きがあり、大豆サポニンは肝機能の働きを高めます。つまり、えだまめはアルコールから肝臓を守ってくれるというわけです。

「ネバネバ」が「サラサラ」のもとに！

オクラ

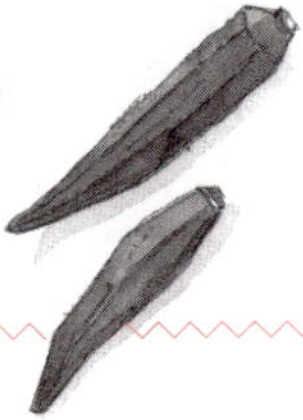

●栄養価の高い緑黄色野菜

アフリカ原産のオクラは、エジプトではなんと二〇〇〇年も前から栽培されていたという古い歴史をもっています。

オクラは糖質やたんぱく質が豊富で、ビタミンA、B群、Cなどのビタミン類や、カリウム、カルシウム、マグネシウムなどのミネラルを含む、栄養豊かな緑黄色野菜です。

また、オクラは、アミノ酸組成にすぐれた良質のたんぱく質が胃腸の機能を増強するため、スタミナ野菜としても知られています。

●ネバネバが血糖値の上昇を抑える

オクラの特徴はあのぬめりにあります。ネバネバの正体は、食物繊維のペクチンと糖たんぱくのムチンです。

これらのネバネバ物質には、血圧降下作用や整腸作用があります。特に、ペクチンは血糖値の上昇を抑制する効果があり、糖尿病や動脈硬化の改善に有効です。また、腸内環境を整えて便通をよくし、体内の有害物質やコレステロールを排泄します。

ムチンもまた便秘改善に効果的。胃粘膜を保護して消化を助ける働きもあります。

もずくなどとともに、酢の物にしていただくとよいでしょう。

強い抗酸化力で動脈硬化を予防

かぼちゃ

南瓜

●ビタミン、ミネラルが豊富

豊富なビタミン、ミネラルを含むかぼちゃは、にんじんやほうれんそうとともに緑黄色野菜を代表する、栄養価の高い健康野菜で、昔から「冬至にかぼちゃを食べると風邪をひかない」などといわれています。

かぼちゃは、体内でビタミンAに変換するβカロチンをたっぷり含んでいます。ビタミンAは、皮膚や粘膜を健康に保ち、抵抗力をつけて風邪を予防するのに効果的です。ですから、冬にかぼちゃを食べれば風邪をひきにくくなり、健康でいられたというわけです。

●各種の抗酸化物質が活性酸素を除去

かぼちゃは、βカロチンと同様、強力な抗酸化作用をもつビタミンEやCも豊富に含んでいます。これらのビタミンが、互いに協力しあって動脈硬化やガンのもとになる活性酸素を除去し、血液をサラサラにしてくれます。

かぼちゃの果肉の黄色い色は、カロチンの色です。つまり、色の濃いかぼちゃほどカロチンを多く含んでいます。

さらに、カロチンは果肉よりもわたの部分や皮に多く含まれているので、多少口当たりが悪くても、わたや皮ごといただきたいものです。

【効用】
高血圧、むくみ、風邪、ガン
【栄養素】
カロチン、ビタミンC、カリウム

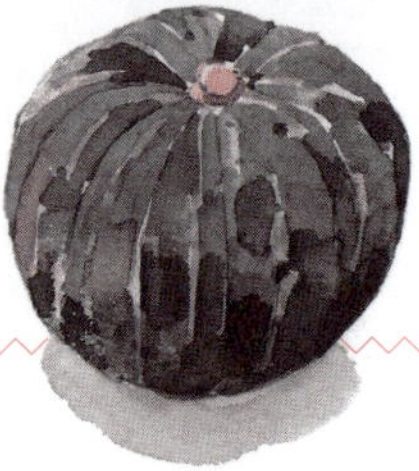

●熱に強いビタミンCを含む

カロチンは油といっしょに摂ると吸収率がアップしますが、かぼちゃに含まれるビタミンCは熱に強いという特徴がありますので、調理しても栄養価は下がりません。

また、かぼちゃにはナトリウムを排泄するカリウムも多いので、血圧を下げる効果があり、むくみにも効きます。

かぼちゃはさまざまな栄養素をバランスよく含み、独特の甘みがあって食べやすいのも特徴です。ですから、ダイエット食として、また、糖尿病の人にも最適です。

豆知識 「西洋かぼちゃの改良種が主流」

かぼちゃは、西洋かぼちゃ、日本かぼちゃ、ペポかぼちゃの三品種に大別されますが、現在、日本で多く出回っているのは西洋かぼちゃの改良種が中心となっています。

栄養面では、西洋かぼちゃのほうがカロチンの含有量が高く、ビタミンの補給源としてすぐれています。ちなみに、ズッキーニはペポかぼちゃの一種で未熟果を食用に用います。

ところで、かぼちゃは漢字で「南瓜」と書きますが、これは南方から渡来した瓜という意味です。また、かぼちゃはカンボジアからもたらされたことから、カンボジアがなまって「かぼちゃ」になったといわれています。

豊富な鉄分が血行促進に効果的

こまつな

小松菜

●カルシウムはほうれんそうの約三・五倍

ほうれんそうと並ぶ代表的な青菜にこまつながあります。本来は冬の野菜で、冬菜、雪菜、ウグイス菜などの別名もあります。

見た目はほうれんそうと似ていますが、ほうれんそうよりもアクが少なく、栄養的にもすぐれています。

特にカルシウムが豊富で、野菜ではトップクラス。一〇〇g中の含有量は一七〇mgとほうれんそうの約三・五倍もあり、ビタミンCもほうれんそうより若干多くなっています。

カルシウムとビタミンCは、丈夫な骨づくりに欠かせない栄養素ですから、積極的に摂取したいものです。

●豊富な鉄分が健康な血液をつくる

また、βカロチンをはじめ各種ビタミン、カリウム、マグネシウム、リン、鉄、亜鉛、銅などミネラルも豊富です。特に、女性に不足しがちな鉄分はほうれんそうよりも多く含まれています。

鉄分は、体の各器官に酸素を運んでエネルギーの産生を助ける働きがあります。鉄分が不足すると体は酸欠状態に陥ってしまい、息切れやめまいがしたり、血色が悪くなったりしてしまいます。

鉄分は吸収率が悪いため、欠乏しやすい

【効用】
骨粗鬆症、貧血、冷え症、動脈硬化

【栄養素】
カルシウム、鉄、ビタミンC、カロチン

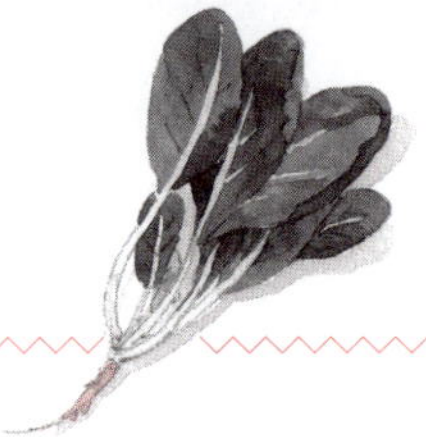

ミネラルです。こまつなは、鉄分不足の人にもおすすめの野菜です。

●血行を促進し、貧血を防ぐ

また、こまつなは血行を促進し、骨粗鬆症や貧血の予防・改善にも役立ちます。特に、女性の健康を保つのに欠かせない野菜といえるでしょう。

どちらかというとほうれんそうの陰に隠れてしまいがちなこまつなですが、このように健康に及ぼす作用はまさるとも劣りません。ゆでたり炒めたりするほかに、トマトやレモンとともにジュースにして摂ってもよいでしょう。

豆知識
「こまつなの名づけ親は徳川吉宗!?」

なぜ、「こまつな＝小松菜」という名がつけられたのか、それにはこんな故事があります。

江戸時代、こまつなは江戸近郊の南葛飾郡小松村（現・東京都江戸川区）という所で栽培されていました。

ある日、時の八代将軍徳川吉宗がこの地に鷹狩りに訪れた際、青菜をあしらったすまし汁を供されました。吉宗公はこれを大いに気に入り、地名にちなんでこの青菜を「小松菜」と命名したそうです。つまり、吉宗公がこまつなの名づけ親だったというわけです。

こまつなは、アクが少ないので調理しやすいのが特徴。本来は冬の野菜ですが、今では一年中出回っています。

血栓を抑えてサラサラ血に

しそ

紫蘇

●カロチン含有量はどの野菜よりも多い

しそは、漢方では古くからその薬効が知られていますが、発汗、解熱、鎮痛、解毒などの作用があり、風邪や咳、魚介類による中毒、つわり、精神不安などの症状に漢方生薬としても用いられています。

しその栄養価はパセリと並んでトップクラス。なかでもカロチンの含有量はどの野菜よりも多く含まれているのです。

また、ビタミンB群、E、K、葉酸、ナイアシンなどのビタミン類や、カルシウムをはじめとするカリウム、マグネシウム、鉄、亜鉛などさまざまなミネラルも豊富です。

●ガン予防、アレルギーの発症を抑制

しそは独特の香りがしますが、これは、ペリルアルデヒド、ピネン、リモネンなどの精油成分によるものです。

この精油成分には、強力な防腐・殺菌効果があり、刺身のツマに添えられるのは理にかなっています。また、ガン予防の効果も期待されています。

さらに、しその種子からとったしそ油はαリノレン酸が豊富で、血栓ができるのを抑えて血液の流れをよくしたり、血圧を下げる効果やガンの増殖を抑制する働きがあります。

また、アレルギーを抑える抗ヒスタミン

【効用】
防腐、殺菌、解毒、風邪、ガン

【栄養素】
カロチン、カルシウム、ビタミンB群、ビタミンK、アントシアニン

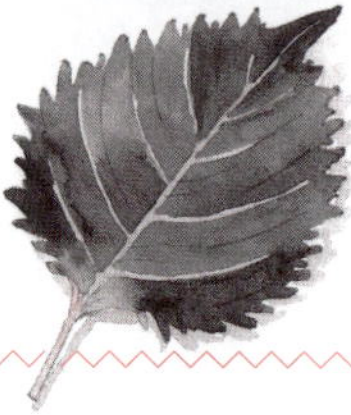

成分が含まれ、アトピー性皮膚炎などに効果のあることが確認されています。

●アントシアニンは動脈硬化に効果的

一般に、しそは大葉と呼ばれる青じそのほか、梅干しづくりに欠かせない赤じそが食用として用いられています。含まれる栄養成分はほとんど同じですが、カロチンは青じそのほうが多く、赤じそには紫色の色素であるアントシアニンが含まれています。このアントシアニンはポリフェノールの一種で、強い抗酸化力があり、動脈硬化を予防するのに役立ちます。

豆知識
「漢方や民間療法にも活用されている」

しそは漢字で紫蘇と書きますが、その昔、華陀という中国の名医がかにを食べて中毒を起こした少年をしそで蘇らせ、このしその葉の色が紫色であったことから「紫蘇」と名づけられたといわれています。

薬用には主に赤じそが用いられ、漢方では葉を蘇葉《そよう》、種子を紫蘇子《しそし》、茎は紫蘇梗《しそこう》といいます。

また、しそは民間療法にも盛んに取り入れられています。しそを焼酎につけ込んだしそ酒は、風邪や食欲不振の常備薬代わりにもなります。二日酔いや吐き気を抑えるには、刻んだ葉を煎じておろししょうがを加えて飲むとよいでしょう。皮膚病にも効果があるといわれ、あらく刻んだしその葉を入浴剤として用いることもあります。

絶妙のビタミンバランスが血液をサラサラに

しゅんぎく

春菊

●サラサラ血に役立つβカロチンが豊富

キク科の野菜しゅんぎくは、「春に菊に似た花を咲かせる」ことから、この名がつけられましたが、関西では一般にキクナ（菊菜）と呼ばれています。

しゅんぎくは、ほうれんそうやこまつなと同じ緑黄色野菜ですが、両者に比べてカロチンが多く、一束の半分で一日の所要量を満たします。

また、血圧を下げるカリウムや心疾患を予防するマグネシウム、歯や骨をつくり精神を安定させるカルシウム、貧血を予防する鉄、細胞分裂を促進し味覚を正常に保つ亜鉛など、各種のミネラルが豊富に含まれています。

●各種ビタミンをバランスよく含む

しゅんぎくはビタミン類も豊富で、糖質・脂質・たんぱく質の代謝にかかわるビタミンB群、活性酸素を除去して動脈硬化を予防するビタミンE、血行を促進して冷え症を改善するナイアシン、貧血を予防する葉酸、善玉コレステロールを増やすパントテン酸などがバランスよく含まれています。

昔から、しゅんぎくは抵抗力を高める効果があるといわれていますが、皮膚や粘膜を丈夫にし免疫機能を維持するビタミンA

【効用】
動脈硬化、ガン、防腐、殺菌、解毒、風邪
【栄養素】
カロチン、ビタミンC、ビタミンB群、ビタミンE、ペリルアルデヒド

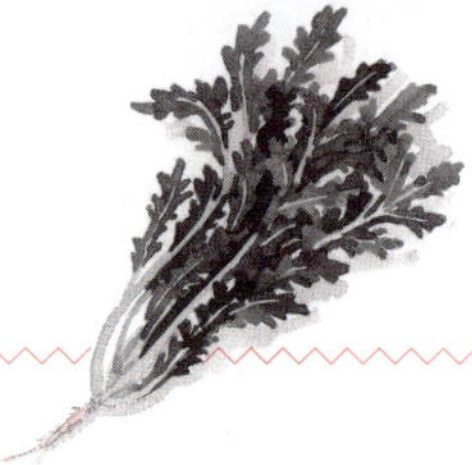

や、抗酸化作用、抗ウイルス作用のあるビタミンCなどのおかげといえるでしょう。

●精油成分が胃腸の働きをよくする

しゅんぎくもまた香りの高い野菜ですが、その独特の香りはペリルアルデヒドやα—ピネンなどの精油成分によるものです。これらの成分は、胃腸の働きをよくしたり、咳を鎮めて痰を切るなどの作用があるので、風邪をひいたときの妙薬ともなるでしょう。

さらに、βカロチン、ビタミンE、Cなどに加え、同じ抗酸化物質である葉緑素も豊富で、ガン予防も期待できます。

豆知識　「調理の際はゆで過ぎに注意を」

しゅんぎくはもともと、地中海沿岸が原産地です。しかし、ヨーロッパではもっぱら観葉植物としてガーデニングなどに使われています。食用にしているのは日本や中国、韓国など主に東アジアだけのようです。

しゅんぎくは香りが強いので、アクも強いかと思われがちですが、意外に少なく、やわらかい葉先は生でも食べられるほどです。ゆで過ぎると香りがとんで効果も薄れてしまうのでご注意ください。

しゅんぎくは、緑が濃くて葉の先までピンとはったみずみずしいものを選びましょう。保存する際は、湿らせた新聞紙に包み、冷蔵庫の野菜室に立てて保存します。ただし、日持ちしないので早めに使い切るように。

辛みのもと「硫化アリル」がサラサラに効く

たまねぎ

玉葱

●効果の中心は「硫化アリル」

たまねぎは、ねぎやにんにくと同じユリ科の野菜で、食欲増進や疲労回復、鎮静作用、抗血栓作用など、さまざまな効果が秘められていますが、これらの効果の中心は、「硫化アリル」という成分にあります。

たまねぎの独特のにおいやピリッとした辛み、切ると涙が出るのもこの硫化アリルによるものです。

硫化アリルは、胃液の分泌を盛んにしたり、体内でのビタミンB_1の吸収を高める作用があり、疲労回復、食欲不振などに役立ちます。

●血液をサラサラにするさまざまな作用

硫化アリルには、血中の善玉コレステロールを増やし、悪玉コレステロールを減らす作用があります。また、血小板の凝集を抑制して血栓を予防する効果もあります。

さらに、硫化アリルは活性酸素を除去する抗酸化作用もありますが、たまねぎの外皮に多く含まれる黄色の色素成分ケルセチンにも、すぐれた抗酸化作用が認められています。この外皮を煎じて飲むと高血圧によく効くといわれています。

このように、たまねぎにはあますところなく、血液をサラサラにして高血圧や動脈硬化を予防する効果があります。

【効用】
高血圧、糖尿病、疲労回復、食欲不振
【栄養素】
硫化アリル、カルシウム、食物繊維、ケルセチン、ビタミンC、B_1

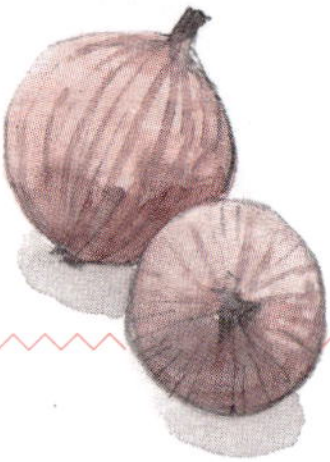

●糖尿病を予防・改善する効果も

たまねぎには、硫化アリルの一種である辛味成分アリルプロピルジサルファイドという物質が含まれています。この成分は血糖値を正常な状態に戻すというすぐれた作用をもっています。

さらに、このアリルプロピルジサルファイドは加熱や空気に触れて酸化することによってさまざまな変化を起こし、粘ついた血液をサラサラにして、コレステロールや中性脂肪を減少させたり血圧を下げる作用があります。より高い効果を期待するためには、たまねぎを刻んで一五分以上置いてから調理するとよいでしょう。

豆知識

「血糖値を下げる効果を期待するなら生食が一番」

たまねぎは和洋中を問わず、さまざまな料理に用いられているポピュラーな野菜です。

糖質を多く含んでいるため、加熱すると独特の甘みが出てきます。ただし、たまねぎの有効成分である硫化アリルを摂取するなら、オニオンスライスなどのように生で食べるのが一番です。硫化アリルは、加熱すると失われてしまうのです。

また、硫化アリルは水溶性なので、水にさらすと流れ出てしまいます。たまねぎを水にさらすと辛みがやわらぐのはそのためです。水にさらす場合は、二〜三分程度にとどめたほうがよいでしょう。

高血圧や生活習慣病に効果的

つるむらさき

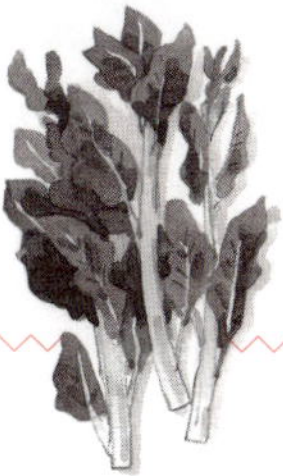

●カルシウムはほうれんそうの約三倍

つる草の一種であるつるむらさきは、古くから熱帯アジアで広く食べられていた野菜です。

かつて、日本では観賞用植物として栽培されていましたが、たいへん栄養価の高い野菜であることから、近年では健康野菜として注目されるようになりました。

つるむらさきは、若葉とつる先から一五cmくらいまでの茎の部分が食用にされます。栄養成分では、特にカルシウム、カロチン、ビタミンCが豊富で、カルシウムはほうれんそうの約三倍も含まれています。

●ビタミンやミネラルが血液をサラサラに

また、つるむらさきには、カリウム、鉄、マグネシウムなどのミネラルのほか、ビタミンE、K、B群、食物繊維、葉緑素なども多く含まれています。これらの有効成分がサラサラ血をつくり、高血圧の予防や糖尿病などの生活習慣病に効果があります。

熱を加えると、オクラのようなぬめりが出ますが、このぬめりには便通効果があります。ほうれんそうと同じようにさっとゆでてお浸しにしたり、炒めたり、天ぷらにしたりと幅広く調理できます。

飾りだけではない！　すぐれた栄養価

パセリ

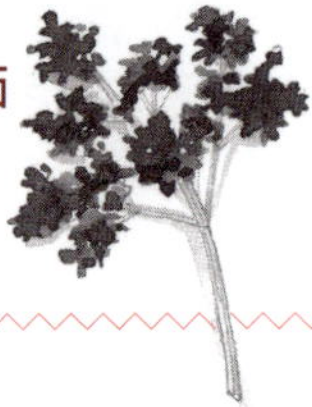

●野菜のなかでもダントツの栄養価

料理の飾りとして使われることが多いパセリですが、その栄養価は野菜のなかでもずば抜けています。

カロチン、ビタミンB_2、C、E、カルシウム、鉄、カリウム、食物繊維などは野菜のなかでトップクラスの含有量を誇っています。また、マグネシウム、亜鉛、銅、ビタミンB_1、葉酸、パントテン酸など、人体に必要なビタミン、ミネラルも非常に多く含んでいます。

パセリは血液をサラサラにするだけでなく、生活習慣病をはじめとするさまざまな病気を予防するのにたいへん有効な健康野菜です。

●精油成分で疲労回復、食欲増進

また、パセリは、コレステロールの酸化を防いだり、コレステロールの吸収を抑制する葉緑素も豊富に含まれており、各種のビタミン、ミネラルとの相乗効果で、動脈硬化を防ぎます。

さらに、パセリ特有の香りはアピオールやミリスチンという精油成分が含まれているためです。この精油成分は、食欲増進、疲労回復、食中毒防止、発汗、利尿、保温などさまざまな効果があります。

ビタミンやミネラルの宝庫

トマト

●血管壁を丈夫にし、血圧を下げる

ヨーロッパでは昔から、「トマトが赤くなると医者が青くなる」といわれるほど、トマトはたいへん栄養価の高い野菜です。

トマトは、ビタミンやミネラルの宝庫ともいえる健康野菜で、βカロチン、ビタミンC、Eなどのビタミン類や、カリウム、カルシウム、鉄などのミネラルがバランスよく含まれています。また、ペクチンという水溶性の食物繊維も豊富です。

特に多く含まれるビタミンCは、血管を丈夫にし、血中のコレステロールを減少させる働きがあります。さらに、トマトには血管壁を強化し、血圧降下作用のあるビタミンPも含まれています。

●強力な抗酸化力をもつリコピン

トマトの赤い色は、カロチノイドの一種であるリコピンと呼ばれる赤い色素によるものです。リコピンは、βカロチンの二倍、ビタミンEの一〇〇倍もの強力な抗酸化力があることがわかり、一躍脚光を浴びました。

活性酸素は、動脈硬化をはじめ生活習慣病、ガンなどのさまざまな病気や老化の元凶といわれています。リコピンは代表的な抗酸化物質であるβカロチンやビタミンE以上にこの活性酸素を除去する力が強いと

【効用】
高血圧、動脈硬化、血栓病、むくみ、疲労回復
【栄養素】
ビタミンC、リコピン、カロチン、ビタミンE

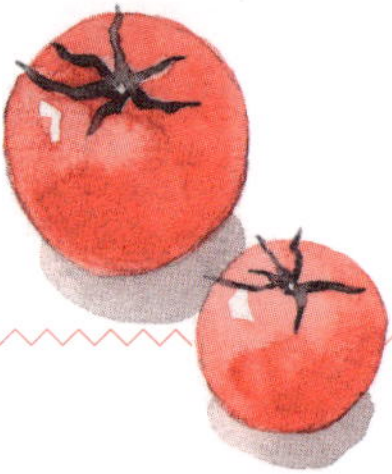

いうわけです。

●血液をサラサラにし、動脈硬化を予防

またトマトにはリコピン以外にも、βカロチン、ビタミンC、E、セレンなどの抗酸化成分も豊富に含まれており、さまざまな効果を発揮します。

血圧の上昇を抑制し、高血圧を予防・改善したり、血栓の生成を抑えて血行をよくし、血液をサラサラにして動脈硬化を防いだり、糖尿病を予防・改善する効果なども確認されています。

また、トマトはむくみの改善や疲労回復、ダイエットなどにも効果的です。

豆知識 「トマトの加工品には栄養がいっぱい」

真っ赤に熟したトマトほどリコピンの含有量が多くなっていますが、日本では完熟型の「桃太郎」という品種が圧倒的なシェアを占めています。

トマトは、さまざまな料理に用いられるほか、缶詰やトマトジュース、ケチャップ、ピューレなど、いろいろな加工品にされています。実は、これらの加工品は普通のトマト以上に栄養価が高いのです。というのも、加工品は完熟したトマトを原料にしているため、リコピンをはじめとするトマトの栄養成分がギュッと濃縮されているというわけです。

最近では、トマトを切って乾燥させたドライトマトなども出回っています。生のものよりコクや甘みが強く、どんな料理にしてもおいしくいただけます。

血液をサラサラにするスタミナ野菜

にら

韮

●豊富なビタミン類が血液をサラサラに

にらは東アジア原産の多年草で、摘んでも摘んでも伸びてくる強い生命力をもっています。日本、中国、韓国など主にアジアで栽培されているものの、欧米ではにおいが嫌われ食用にはされていません。

にらはにんにく同様スタミナがつく野菜として知られていますが、にんにくにはないカロチンが豊富です。同じ緑黄色野菜のブロッコリーと比較すると、その含有量は約四倍もあります。

また、ビタミンB群、C、Eなどがバランスよく含まれ、これらのビタミン類が血中のコレステロールを減少させて血液をサラサラにし、動脈硬化を防ぎます。

●さまざまな種類の抗酸化物質を含む

一方、にらは一〇〇g中に五一〇mgものカリウムを含んでおり、血圧を上げる原因となるナトリウムの排泄を促進する効果もあります。その他、カルシウムやマグネシウム、鉄、亜鉛などのミネラルや食物繊維も豊富です。

また、βカロチン、ビタミンC、E、セレンなどの抗酸化物質が互いに協力しあって活性酸素を除去し、コレステロールの酸化を防いでくれます。

【効用】
心臓病、脳卒中、動脈硬化、疲労回復

【栄養素】
カリウム、カロチン、ビタミンB群、硫化アリル

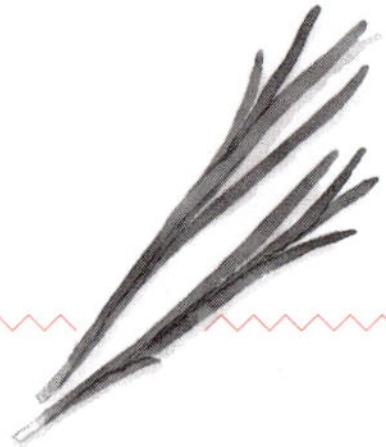

●においの成分イオウ化合物に効用が

　にらには独特のにおいがありますが、そのにおいの正体はにんにくやたまねぎにも含まれている硫化アリルなどのイオウ化合物です。

　この成分は、抗酸化作用や発ガンを抑制する作用があるほか、血液を浄化して血行を促進したり、血栓を取り除く作用があり、心臓病や脳卒中などの予防が期待できます。また、新陳代謝を活発にし、ビタミンB_1の吸収をよくするので、疲労回復や食欲不振、体力増強にも効果的です。

　野菜不足が気になる人は、つとめてにらを食べるようにするとよいでしょう。

豆知識 「傷みやすいにらは鮮度が命」

　にらは風にあたるとしおれやすく、水にぬれると傷みやすい野菜です。保存もあまりききませんが、保存する際には、新聞紙に包んで冷蔵庫の野菜室へ入れます。

　にらは、葉が鮮やかな濃緑色でつやがあり、葉先までピンと伸びていて、切り口がみずみずしく香りが強いものを選びましょう。

　また、にらは切り口が空気に触れると酵素の働きによってにおいが増してきます。においを抑えるには、調理する直前に切るとよいでしょう。

　にらはさまざまな食材と合わせて調理できますが、油を使って調理するとβカロチンの吸収率がアップします。しかしあまり火を通すと風味が落ちるので、サッと炒める程度にしましょう。

サラサラ血に役立つカロチン、ミネラルが豊富

にんじん

人参

●カロチン含有量はトップクラス

緑黄色野菜の代表格といえば、まずまっさきにあげられるのがにんじんです。

にんじんの特徴は、なんといってもカロチンの豊富なこと。カロチンは体内でビタミンAに変わりますが、野菜ではしそ、モロヘイヤに次いで多く、中ぐらいのにんじん半本で、ビタミンAの一日の所要量がまかなえます。

カロチンにはさまざまな種類があり、一般的にはβカロチンがよく知られています。βカロチンは、肺ガンをはじめとするガンや動脈硬化の予防に役立つ抗酸化物質です。にんじんには、βカロチンのほかにαカロチンも含まれています。最近の研究によれば、αカロチンのほうがよりガンを抑制する効果が高いと報告されています。

●さまざまな栄養素がサラサラ効果を

また、にんじんはカロチン以外にも、エネルギー代謝にかかわるビタミンB_1やB_2、過酸化脂質の生成を抑制し血行を促進するビタミンEなどの各種ビタミンも豊富です。さらに、血圧降下作用のあるカリウムをはじめ、カルシウム、マグネシウム、リン、亜鉛などのミネラルや、便秘を予防・改善する食物繊維も多く含まれています。これらの栄養成分が、血液をサラサラにし

【効用】
ガン、動脈硬化、貧血、冷え症、便秘

【栄養素】
カロチン、ビタミンB_1、B_2、E、食物繊維

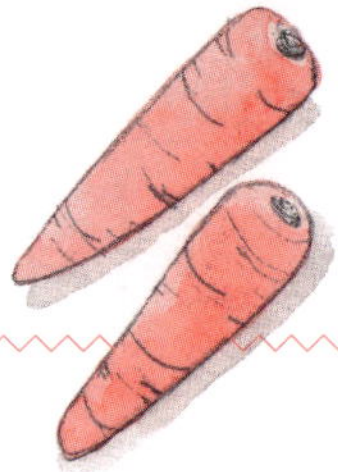

たり、血圧を調整したり、コレステロールを減少させるのに役立ちます。

●体を温める作用もある

このほか、にんじんは体を温める作用や造血作用もあり、女性に多い冷え症や低血圧、貧血などの予防・改善に効果があります。

また、にんじんに含まれるビタミンAは、皮膚や粘膜を健康に保ち、目の健康を維持するなど、女性の美容と健康には欠かせないビタミンですから、積極的に食べるようにしましょう。

豆知識 「ビタミンCを破壊する酵素を含む」

にんじんと他の野菜を生でいっしょに食べるときは、少し注意が必要です。にんじんにはアスコルビナーゼというビタミンCを破壊する酵素が含まれているからです。

たとえば、ビタミンCを多く含んだ野菜ににんじんを加えてサラダにしたり、だいこんといっしょにおろしたりすると、野菜のビタミンCがにんじんのアスコルビナーゼによって壊されてしまいます。しかしこの酵素は熱や酸に弱いため、加熱するか、油や酸味の効いたドレッシングを使うと酵素の働きを抑えられます。

にんじんジュースをつくる際も同様です。にんじんにビタミンCを含む果物や野菜を組み合わせる場合は、レモン汁などを加えるとよいでしょう。

善玉コレステロールを増やして血液をサラサラに

にんにく

大蒜

●コレステロールの酸化を抑制

にんにくは、数千年の昔から洋の東西を問わず、人々に親しまれてきました。食用はもとより民間療法にも盛んに用いられるなど、にんにくにはさまざまな効能が秘められています。

にんにくには、たんぱく質、糖質などの各種の成分が含まれていますが、最近では特にS―アリルシステイン、S―メチルシステインなどの水溶性のイオウ化合物が注目を集めています。これらの化合物は、活性酸素を除去する強力な抗酸化作用をもっており、動脈硬化の原因であるLDL（悪玉コレステロール）の酸化を抑制し、HDL（善玉コレステロール）を増加させて血液をサラサラにする働きがあります。

●抗血栓作用、発ガン抑制作用もある

また、これらイオウ化合物には発ガン物質を取り除く作用があり、ガンの発生を防ぐ効果も期待されています。

ところで、にんにくは切ったりすりおろすと強烈なにおいを発しますが、これはにんにくのなかに含まれるアリイナーゼという酵素によってアリインという物質がアリシンに変化するためです。このアリシンはにんにくを煮たり焼いたりすると、脂溶性のイオウ化合物に変化します。これらの物

【効用】
抗菌・殺菌、疲労回復、食欲増進、生活習慣病
【栄養素】
イオウ化合物、カリウム、ビタミンB_1、B_6

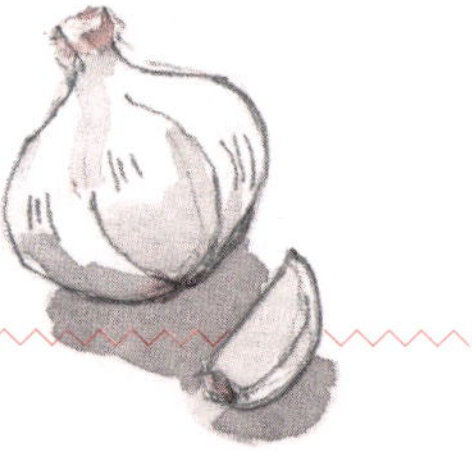

質には、血栓の生成を抑えたり、発ガンを抑制したり、コレステロール値を下げる働きがあります。

●さまざまな有効成分をもつ

このように、にんにくにはイオウ化合物を中心とする多くの有効成分が含まれており、これらの成分が動脈硬化をはじめ生活習慣病に対して効果を発揮します。

このほかにもにんにくには、抗菌・殺菌効果、疲労回復、食欲増進、新陳代謝の促進など、さまざまな作用のあることが知られています。ただし、刺激が強いので食べ過ぎには注意しましょう。

豆知識 「にんにくを食べるとスタミナがつく」

にんにくパワーの秘密には、ビタミンB_1が深く関与しています。ビタミンB_1は、パンやめん類、ご飯など主食となる糖質をエネルギーに変える働きがあります。

しかし、B_1は許容量を超えると体外に排出されてしまいます。一方、にんにくに含まれるビタミンB_1は、アリシンと結合してアリチアミンという物質に変化して長く血液中にとどまる性質をもっています。そのため、長時間にわたって利用でき、疲労回復に効果を発揮するというわけです。

ただし、にんにくは刺激が強く胃壁を刺激しますので食べ過ぎは禁物です。ホイルに包んで焼いたり生で食べるなら一日一かけ程度にしましょう。

ビタミンCがサラサラ血に効果的

ピーマン

●カラーピーマンは栄養価がさらにアップ

ピーマンは熱帯アメリカ原産のナス科の野菜で、辛みのないとうがらしの一種です。

最近では、緑色のピーマンに加えて、赤ピーマンや黄ピーマンなども出回るようになりました。緑ピーマンは未熟果ですが、完熟すると赤または黄色になり、栄養価もさらにアップします。

ピーマンには、カロチンやビタミンC、カリウム、鉄、マグネシウム、食物繊維などがたっぷり含まれていますが、なかでもビタミンCが豊富で、緑ピーマン、黄ピーマン、赤ピーマンの順に含有量が多くなります。

●毛細血管を強化するビタミンP

ピーマンのビタミンCは壊れにくいのが特徴ですが、ピーマンに多く含まれるビタミンPがビタミンCを酸化から守ります。

ビタミンPは、ビタミンCとともに毛細血管を丈夫にしたり、血圧を下げる作用などがあります。また、ビタミンCが十分に機能を果たすためにはビタミンPの助けが必要なのです。

また、ピーマンの青臭さの成分ピラジンには血液が固まるのを防ぐ作用があるほか、血行をよくするビタミンEやナイアシンなども含まれ、これらが相乗的に働いて、血液をサラサラにする効果を発揮します。

【効用】
高血圧、動脈硬化、心筋梗塞、脳梗塞

【栄養素】
ビタミンC、ビタミンP、カロチン、ピラジン

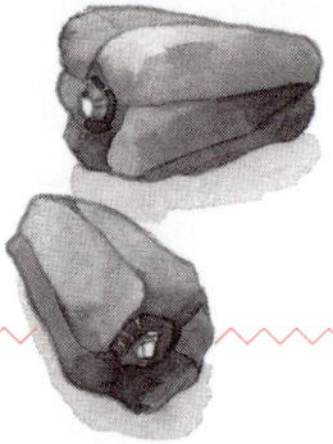

●活性酸素を除去するβカロチンも豊富

そのほか、体内でビタミンAに変わるβカロチンも豊富です。βカロチンは活性酸素を除去する抗酸化物資で、ガンをはじめ生活習慣病を予防するのにも効果的です。

緑ピーマンは青臭くて苦手という人でも、赤ピーマンや黄ピーマンなら抵抗なく食べられるのではないでしょうか。各色使えば料理の彩りも豊かになります。

βカロチンは油といっしょに摂ると吸収率がアップしますので、炒めたり、ドレッシングを加えていただくとよいでしょう。

豆知識 「赤ピーマンの驚異的パワー」

赤ピーマンの赤い色の正体は、カプサンチンと呼ばれるカロチノイドの一種です。カロチノイドは植物に含まれる色素で、五〇〇種類以上もあります。

植物は日光を浴びて成長しますが、一方で日光の紫外線は活性酸素を発生させて遺伝子を傷つけます。しかし、植物に含まれるカロチノイドには活性酸素を除去する働きがあるのです。また、カプサンチンはβカロチン以上に強力な抗酸化作用を発揮することもわかっています。

さらに、赤ピーマンは緑ピーマンに比べて、約三倍のカロチン、約五倍のビタミンE、約二倍のビタミンCを含んでおり、それだけ抗酸化作用も強力です。

豊富なビタミンCが血管を丈夫にする

ブロッコリー

●ビタミンCは野菜のなかでトップクラス

ブロッコリーはアブラナ科の緑黄色野菜で、キャベツやカリフラワーと同じ仲間です。野菜のなかでも栄養価が抜群に高く、各種のビタミンやミネラルを豊富に含んでいます。

なかでも注目すべきはビタミンCの含有量で、一〇〇g中一二〇mg（ゆでると五四mg）と、野菜のなかでもトップの部類に入ります。

ビタミンCは血管を丈夫にし、血中コレステロール値を下げる作用があり、脂質異常症や動脈硬化の予防・改善が期待できます。

●葉酸の働きで健康な血液に

またビタミンCは、増血作用を促す葉酸の働きを助けます。ブロッコリーにはこの葉酸も多く含まれているので、女性を悩ませる貧血の予防にも役立ちます。

これらのビタミン以外にも、ブロッコリーには抗酸化作用の強いβカロチンや、糖質の代謝を促すビタミンB_1、脂質の代謝を促すB_2もたいへん多く含まれています。このような各種ビタミンが相乗的に効果を発揮し、動脈硬化を進めるもととなるコレステロールや中性脂肪を減らし、コレステロールが酸化するのを抑制して、血液をサラサラにしてくれます。

【効用】
脂質異常症、動脈硬化、貧血、冷え症、ガン
【栄養素】
カリウム、ビタミンC、カロチン、ビタミンB_1、B_2、スルフォラファン

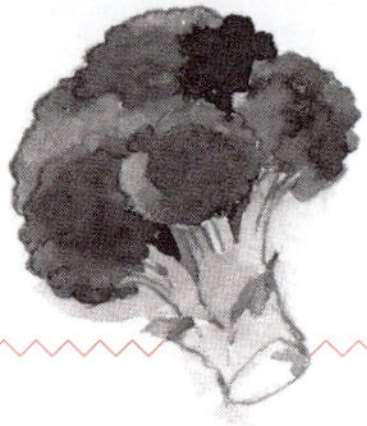

●豊富なカリウム含有量

ブロッコリーにはナトリウムの排泄を促すカリウムも多く含まれています。

そのほか、貧血を予防する鉄、血液を固まりにくくする作用のあるマグネシウム、骨を形成し精神を安定させるカルシウム、細胞の新生を促す亜鉛、便秘を予防する食物繊維など、さまざまなミネラルがバランスよく含まれています。

このように、ビタミン、ミネラルに富んだブロッコリーは、血液をサラサラにする効果の高い野菜といえます。

豆知識 「ブロッコリーの発ガン抑制物質」

ビタミンCやβカロチンなどの抗酸化物質はガンの発生を抑制する効果がありますが、さらにブロッコリーにはスルフォラファンという、発ガンを抑制する物質のあることがわかっています。

これは、アブラナ科の野菜に含まれているイオウ化合物の一種で、非常に強いガン予防効果のあることが、動物実験などで明らかになりました。スルフォラファンは発ガン物質を解毒する酵素の働きを活性化してガンを予防します。

スルフォラファンは、新鮮なブロッコリーに多く含まれています。最近では、ブロッコリーのスプラウト（発芽して間もない若い芽）野菜も出回っていますが、成熟したブロッコリーに比べてより強い抗ガン作用が期待できるそうです。

造血や血液浄化には欠かせない

ほうれんそう

菠薐草

●カロチンはブロッコリーの約五倍

緑黄色野菜の代表格ともいわれるほうれんそうには、ビタミン、ミネラルがたっぷりと含まれています。特に、カロチンはブロッコリーの約五倍もあり、野菜のなかでもトップクラスの多さです。

カロチンにはいくつか種類がありますが、なかでも有名なのがβカロチンです。βカロチンには強力な抗酸化作用があり、活性酸素による細胞の酸化を防いで動脈硬化を予防する働きがあります。

●貧血を予防する鉄やビタミンも豊富

また、ほうれんそうは鉄分が豊富なことでも知られています。その含有量はブロッコリーの約二倍、にんじんの一〇倍もあります。

鉄は吸収率が悪く不足しやすいミネラルで、特に女性に欠乏が目立ちます。鉄はエネルギーの産生を助ける働きがあり、鉄が不足すると体は酸欠状態に陥って血液もスムーズに流れなくなり、息切れ、めまい、冷え症などになるおそれがあります。

ほうれんそうには、鉄の吸収率をアップさせるビタミンCもたっぷり含まれていますが、このビタミンCがほうれんそうに含まれる葉酸の働きもサポートします。葉酸は赤血球の産生に働いて、増血作用を促し

【効用】
動脈硬化、高血圧、貧血、冷え症
【栄養素】
カロチン、鉄、ビタミンC、マグネシウム、葉酸

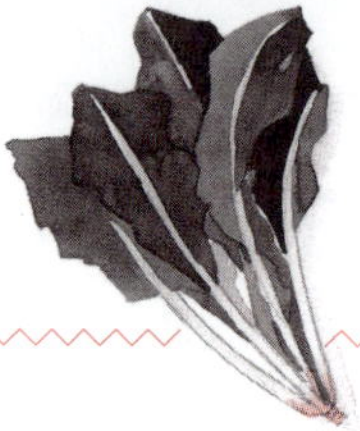

ます。

●血液を浄化し、動脈硬化を予防する

そのほか、ほうれんそうには緑のもとになる葉緑素もたっぷり含まれています。葉緑素は、血液中の毒素を解毒して血液を浄化したり、悪玉コレステロールの吸収を抑制する働きもあります。

また、ほうれんそうに含まれるマグネシウムにも動脈硬化を予防したり、血圧を正常に維持する働きがあります。

まさに、ほうれんそうは血液を増やすと同時にきれいにサラサラにしてくれる、心強い健康野菜といえるでしょう。

豆知識 「ゆで過ぎに注意し、油で調理を」

ほうれんそうには、体内のカルシウムと結合して結石の原因となるシュウ酸という成分が含まれています。生で食べても大量に食べ続けない限り、まず結石の心配はありませんが、ゆでてから調理するのがベターです。

ただし、ゆで過ぎは禁物。ビタミンCや葉酸などの水溶性のビタミン群が流失してしまいますので、冷水にさらす時間は短時間にしましょう。

なお、ほうれんそうに含まれるルテインという抗酸化物質は熱に強いので、ゆでても損失することはほとんどありません。ルテインは、視力の衰えを防ぎ、黄斑変性という目の病気を予防する効果のあることがわかっています。

一方、油を使って調理するとほうれんそうに含まれるβカロチンの吸収率がアップします。

サイズはミニでも栄養価はビッグ

芽キャベツ

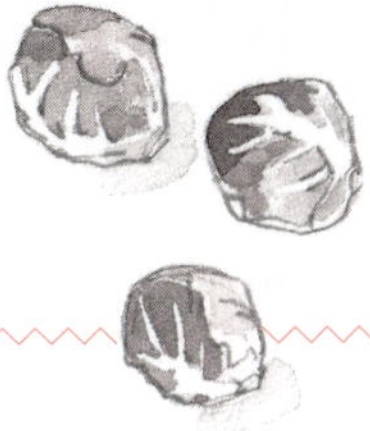

●ビタミンCはキャベツの四倍

芽キャベツは、一mほどの高さになる長い茎に小さな球状の側芽が生えてきたもので、普通のキャベツの芽ではありません。また、キャベツは一株に一つだけしかつきませんが、芽キャベツは一つの株から五〇～六〇個も収穫できます。

まるでキャベツのミニチュアのような芽キャベツですが、その栄養価はキャベツをはるかにしのいでいます。

特に、ビタミンCの含有量は一〇〇g中一六〇mgとキャベツの約四倍もあり、野菜のなかでも群を抜いています。

●豊富なビタミン、ミネラル

また、芽キャベツはビタミンC同様に強力な抗酸化作用をもつカロチンを豊富に含み、ビタミンCとの相乗効果で動脈硬化の予防が期待できます。

さらに、造血作用のある葉酸、余分なナトリウムの排泄を促進するカリウム、血液を固まりにくくするマグネシウム、糖質の代謝に作用するビタミンB_1、脂質の代謝に作用するB_2など、各種のミネラルやビタミンも多く含んでいます。

また、食物繊維はさつまいもの約二・四倍もあり、便秘改善にも役立ちます。

「粘り」が効く！　エジプトの野菜

モロヘイヤ

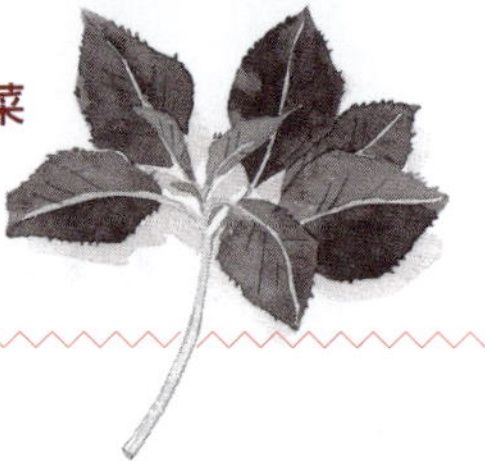

●驚異的な栄養価を誇る野菜の王様

エジプト原産のモロヘイヤは、その昔、病に苦しむ王を救ったというエピソードがあることから「王様の野菜」とも呼ばれています。その栄養価は驚くほど高く、まさに緑黄色野菜の王様といえるでしょう。

なかでも、モロヘイヤに含まれるカロチンの含有量はにんじんよりも多く、しそに次いで第二位を誇ります。また、糖質や脂質の代謝にかかわるビタミンB群も野菜のなかではトップクラスの上、ビタミンC、カルシウム、鉄、カリウムなどもベストテン入りするなど、血液サラサラには欠かせない野菜です。

●各種の栄養成分が相乗効果を発揮

モロヘイヤには独特の粘りがありますが、そのネバネバの主成分であるムチンには肝機能や腎機能を高めたり、細胞を活性化して老化を予防するなどの働きがあります。

また、便秘を改善したり、血糖値の上昇を抑制するなどの働きもあり、便秘や糖尿病の予防・改善も期待できます。

さらに、食物繊維、葉酸、ビタミンEも豊富です。各種の栄養成分が相乗効果を発揮して、血液をサラサラにし、動脈硬化を予防するのに役立ちます。

壊れにくいビタミンC

れんこん

蓮根

●ビタミンCがコレステロールを減らす

シャキシャキとした食感をもつれんこんは、精進料理やお総菜にもよく用いられています。

その主成分は炭水化物ですが、カリウムやビタミンB_1、食物繊維なども多く含まれています。

また、血中のコレステロール値を下げるビタミンCも豊富で、同じ根菜類のだいこんの約四倍もあります。一般にビタミンCは熱に弱いのですが、れんこんに含まれるビタミンCは加熱しても壊れにくいのが特徴です。

●タンニンが血液のドロドロ化を防ぐ

れんこんを切って放置すると黒ずんできますが、これはタンニンの働きによるものです。

タンニンはポリフェノールの一種で、殺菌作用、止血作用、炎症を抑える作用などがあり、胃潰瘍や十二指腸潰瘍、胃炎などに効果的です。また、ビタミンCの働きを助け、悪玉といわれるLDLコレステロールの酸化を防ぐのに役立ちます。

れんこんを切ると糸をひくのは、粘りの成分であるムチンを含んでいるためです。ムチンは胃の粘膜を潤して保護したり、便秘を改善する働きがあります。

【効用】
動脈硬化、胃炎、胃潰瘍、便秘
【栄養素】
カリウム、ビタミンC、タンニン、食物繊維

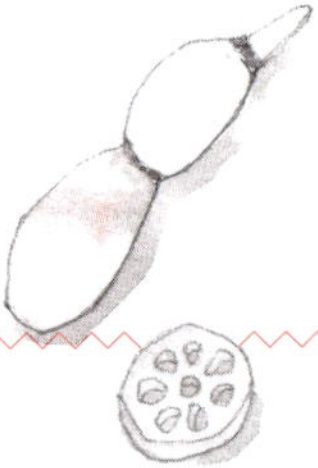

●黒ずみの少ないものがよい

れんこんは、ふっくらとしてハリがあり、切り口の穴の小さなものを選ぶとよいでしょう。

また、れんこんが黒ずんでくるのは空気に触れてタンニンが酸化されるからです。酸化されるとせっかくの効果がなくなってしまいますので、お店で買うときはなるべく黒ずんでいないものを選ぶようにしましょう。

調理の際はやや厚めに、手早く皮をむいて酢水に浸けるようにします。そうすれば、酸化を防ぐだけでなくアク止めにもなります。

豆知識　「歯ごたえのある食感を生かした料理を」

れんこんは、洋風にも和風にもアレンジできる野菜です。油との相性もよいので、天ぷらやはさみ揚げにするとおいしくいただけますが、カロリーオーバーを気にされる場合は、きんぴらや筑前煮などにしてもよいでしょう。

また、酢との相性もよいので、薄くスライスしてマリネや酢の物にするのもおすすめです。いずれにしても、れんこんはサクサクした歯ごたえが命ですから、あまり加熱し過ぎないように気をつけるようにしましょう。

また、すりおろすと粘り気が出ますので、これを利用してハンバーグやつくねなどにして、「れんこんハンバーグ」「れんこんつくね」などをつくってみるのも一案です。

レシチン・サポニンがドロドロ血を改善する

豆腐

●大豆の栄養素を受けて消化吸収がよい

豆腐の原料である大豆は、良質のたんぱく質や脂質、各種ビタミン、ミネラルなどを豊富に含んでいます。

豆腐は、この大豆をすりつぶして豆乳をつくり、塩化マグネシウムが主成分のにがりという凝固剤を入れて固めてつくったものです。そのため、基本的には大豆の栄養素を受けついでいますが、大豆よりも消化吸収にすぐれています。

豆腐は木綿豆腐と絹ごし豆腐があり、栄養成分の含有量は若干異なります。特に、木綿豆腐は絹ごし豆腐に比べてカルシウムやビタミンEなどが多く、絹ごし豆腐はカリウムやマグネシウム、ビタミンB_1が多く含まれています。

●動脈硬化を予防するレシチン

豆腐は、人体に不可欠な必須アミノ酸をバランスよく含み、血中のコレステロールを低下させ、血圧の上昇を抑える作用があるといわれています。

また、大豆に含まれるレシチンはコレステロールが血管壁に沈着するのを防ぎ、動脈硬化を予防するのに効果があります。

さらに、大豆サポニンにもコレステロールや中性脂肪を低下させる作用があるほか、脂質の代謝を促進してドロドロ血を防

【効用】
動脈硬化、骨粗鬆症、美肌、痴呆症
【栄養素】
レシチン、大豆サポニン、オリゴ糖、イソフラボン、カルシウム

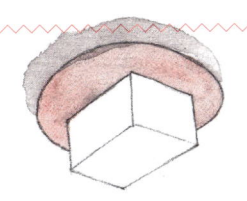

ぐ働きがあります。

●腸内環境を整えるオリゴ糖が豊富

豆腐には、オリゴ糖を主成分とする糖質も豊富です。大豆オリゴ糖は、ビフィズス菌など腸内の善玉菌のエサとなり、これらの菌を増殖させます。

こうして、腸内環境を整えることによって、便通をよくしたり、有害物質を排泄したり、免疫機能を高めたりするなど、健康を維持・増進させます。

そのほかにも、豆腐のイソフラボンは骨粗鬆症やボケを予防したり、美肌づくりにもたいへん有効です。

豆知識

「栄養成分が凝縮したこうや豆腐」

こうや豆腐は、木綿豆腐を凍らせてスポンジ状にしてから解凍し、脱水したのちに乾燥させてつくったものです。製造過程で多量の水分が失われますが、普通の豆腐に比べ、大豆の栄養成分がギュッと濃縮されています。

主な栄養素の含有量を比較すると、カルシウムは木綿豆腐の約五・五倍、マグネシウムは約四倍、鉄は約七・五倍、亜鉛は約八・六倍、ビタミンEも約七・三倍に増えています。

さらに、たんぱく質は二九倍にも増加します。しかも、凍結加工によって変性したたんぱく質はコレステロール値を下げる作用が強くなることが確認されています。

ナットウキナーゼが血栓を溶かす

納豆

●大豆の栄養がさらにパワーアップ

納豆は、日本古来の伝統食品ですが、近年、納豆のすぐれた効能に深い関心が寄せられています。

納豆は、大豆を納豆菌で発酵させたもので、納豆菌の作用によって大豆本来の栄養成分がさらにパワーアップされ、消化吸収もよくなっています。

さらに、納豆独自の有効成分をもっており、原料の大豆と比較すると、アミノ酸群をはじめ、ビタミンB群、ビタミンK、ニコチン酸、パントテン酸などの成分が多くなっています。

●血栓を溶かして、血液をサラサラに

納豆菌によってつくり出された成分であるナットウキナーゼという酵素は、血液の塊である血栓を溶かす働きがあります。

その効果は、血栓病の治療に使用される血栓溶解剤であるウロキナーゼよりもすぐれており、血液をサラサラにする効果は抜群です。このナットウキナーゼの働きによって、動脈硬化、脳梗塞、心筋梗塞などを防ぐことができると期待されています。

また、納豆菌には抗菌・殺菌作用や整腸作用もあり、チフス菌や大腸菌、O－157などの菌の繁殖を防ぎ、腸内環境を整えます。

【効用】
動脈硬化、脳梗塞、心筋梗塞、痴呆症
【栄養素】
レシチン、大豆サポニン、カルシウム、食物繊維

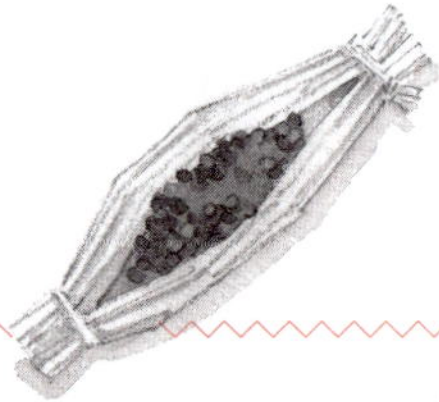

●コレステロールや中性脂肪を減らす

さらに、納豆に含まれる大豆サポニンには、血中のコレステロールや中性脂肪を減らす働きや、脂質の代謝を促進して肥満を予防する働きなどがあります。したがって、納豆は脂質異常症、動脈硬化、高血圧の予防・改善にも有効です。

また、大豆に多く含まれるレシチンは、血中コレステロール値を調整して動脈硬化を防ぎます。そのほか、レシチンは脂肪肝を予防したり、記憶力を高めて痴呆症を予防するのにも有効です。

豆知識
「骨粗鬆症予防に納豆を」

納豆は骨をつくるカルシウムも豊富な上、カルシウムが骨に沈着するのを助けるビタミンKをたっぷり含んでいるのが特徴です。

ビタミンKは大豆にも含まれていますが、納豆ではその含有量は大豆の約四八倍に跳ね上がります。これもまた、納豆菌の働きによるものです。

さらに、大豆やえだまめ、納豆に含まれるイソフラボンにも骨粗鬆症を防ぐ働きがあります。イソフラボンは大豆胚芽に多く含まれるポリフェノールの仲間で、体内で女性ホルモンのエストロゲンに似た働きをします。

イソフラボンは、エストロゲン同様、カルシウムが骨から過剰に溶け出すのを防ぎ、骨量を増やす働きがありますので、納豆は骨粗鬆症予防にもたいへん効果があります。

タウリンがコレステロールを抑制する

いか

烏賊

●低脂肪、低カロリー、高たんぱく

いかは、低脂肪、低カロリー、高たんぱくで、肥満、脂質異常症、糖尿病など、ダイエットやカロリー制限が必要な人にはおすすめのヘルシー食品です。

いかの種類はたいへん多く、日本近海だけでも一〇〇種類以上いるといわれており、やりいか、するめいか、こういか、ほたるいかなどが知られています。

このうち、漁獲量がもっとも多いのはするめいかですが、他のいかより若干たんぱく質が多い程度で、栄養価に大きな違いはあまりありません。

ただ、ほたるいかは内臓にビタミンAやEを大量に含んでいるのが特徴です。

●動脈硬化や高血圧に効くタウリン

いかはコレステロール値が高いので気にする人も多いようです。確かにいかには多量のコレステロールが含まれていますが、心配には及びません。

むしろ、いかに含まれるタウリンという成分は、コレステロールや血圧を下げ、心臓や肝臓の機能を強化する働きがあります。タウリンはアミノ酸の一種で、いかをはじめ、たこ、貝類などに多く含まれ、動脈硬化、高血圧、心臓病、肝臓病、糖尿病などの生活習慣病に対する効果が高いこと

【効用】
心臓病、肝臓病、糖尿病、高血圧、ガン

【栄養素】
ビタミンA、E、タウリン、リゾチーム

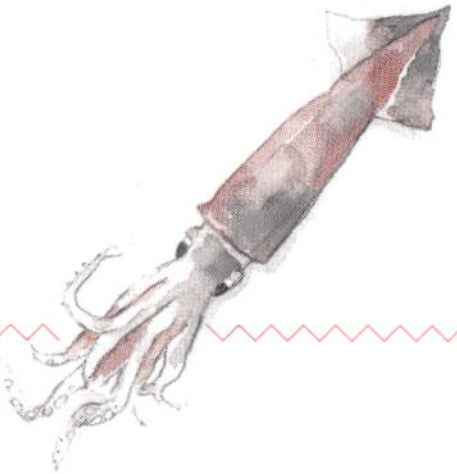

で注目されています。

さらに、いかに含まれるステロールという成分もタウリン同様、コレステロールの吸収を妨げる効果のあることがわかっています。

●いか墨にも有効成分が秘められている

また、いか墨に含まれるリゾチームという成分には血行をよくする働きがあるほか、抗ガン作用があるといわれています。

最近ではこのようないか墨の効果が注目を集め、いか墨を利用したパンやパスタ、お菓子なども出回り、いか墨料理が人気を呼んでいます。

豆知識
「いかをおいしく食べるには？」

いかは、乳白色で透明感があり、つやがあって弾力のあるものを選びましょう。

いかは生で食べる以外に、焼いたり炒めたり揚げたりと、さまざまに調理されますが、熱を通し過ぎると固くなってしまいます。いかは体軸にそってコラーゲン線維が走っており、加熱するとこの線維が収縮するために丸まってしまうのです。やわらかな食感を残していただきたい場合は、弱火で調理するとよいでしょう。

いかを他の具材とともに炒めたり煮たりする際は、沸騰した湯にサッと入れてすぐに引き上げて水で冷やしておき、材料の最後に加えて味をからませる程度に調理すると、やわらかく仕上げることができます。

EPAとDHAが血液をサラサラにする

いわし

鰯

●血液をサラサラにするEPA

栄養価が高く、安価ないわしは、昔から大衆魚として人々に親しまれてきました。いわしは、まいわし、うるめいわし、かたくちいわしなどの種類がありますが、普通はまいわしのことをさしています。

近年、いわしをはじめ背の青い魚は健康によいと人気を呼んでいます。それは、脂質のなかにEPA（エイコサペンタエン酸）やDHA（ドコサヘキサエン酸）が豊富に含まれているからです。

EPAは、血液が固まるのを抑制して血栓を溶解させる、血管を拡張して血液の流れをよくする、悪玉コレステロールを減らして善玉コレステロールを増やす、中性脂肪を減らすなど、血液をサラサラにする作用があります。

●ボケ予防にも効果が期待されるDHA

一方、DHAもEPAと同じ作用がありますが、どちらかといえば、血液の凝固を抑制する作用はEPAのほうが強く、悪玉コレステロールを減らす作用はDHAのほうが強いといわれています。

また、それ以外にもDHAは脳細胞を活性化して脳神経の機能を強化する働きがあります。青魚を食べると頭がよくなるといわれるのはそのためで、DHAは学習能力

【効用】
動脈硬化、脳梗塞、骨粗鬆症、痴呆症

【栄養素】
EPA、DHA、カルシウム、ビタミンD

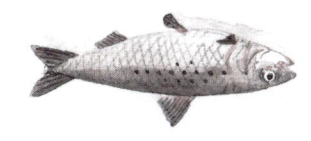

を向上させたり、ボケの予防や改善に役立つものと期待されています。

●亜鉛やセレンがサラサラに効く

また、最近では、血液をサラサラにする栄養素として亜鉛やセレンなどが注目を浴びつつあります。

亜鉛には、免疫機能を高めて血液中の老廃物の排出を促進する働きがあり、セレンは活性酸素を抑制する効果があるのです。

いわしには、EPAやDHAばかりでなく、これらの栄養素も豊富に含まれていますので、積極的に食べるよう心がけることをおすすめします。

豆知識 「いわしの種類と選び方」

まいわしは体に黒い斑点があるので、別名「ナナツボシ」ともいわれています。もっとも漁獲量の多いニシン科のいわしで、しらす干しはこの稚魚です。

かたくちいわしはカタクチイワシ科のいわしで、口の上部より下部が小さいので「片口鰯」と呼ばれており、煮干しや田作りなどに利用されています。うるめいわしは、その名の通り目がうるんでいるように見えることから名づけられたニシン科のいわしです。

いわしを選ぶ際には、鮮魚なら目が澄んでいて血がにじんでいないもの、身が張って締まっているものを、丸干しならば全体に色がきれいでツヤのあるものを選ぶとよいでしょう。

脂ののった旬のものはさらに効果的

さんま

秋刀魚

●さまざまな生活習慣病に有効

さんまは栄養価が高く安価な魚で、秋の味覚を代表する大衆魚ですが、脂がのったさんまのおいしさはまた格別です。

青魚であるさんまは、健康によいといわれるEPAやDHAが豊富に含まれています。そのため、動脈硬化や脂質異常症、高血圧、心筋梗塞、脳梗塞、ガンなど、さまざまな生活習慣病に有効です。

また、旬のさんまには脂質がたっぷり含まれているので、EPAやDHAの含有量もアップします。

ちなみに、さんまとまいわしを比較すると、EPAはまいわし、DHAはさんまのほうにより多く含まれています。

●カルシウムとビタミンDも豊富

さんまはカルシウムやビタミンDも豊富で、丈夫な骨づくりにも効果的ですが、いわし同様、開き干しやみりん干し、缶詰などに加工されると、カルシウムの含有量がグンとアップします。

また、マグネシウム、鉄、亜鉛などの各種ミネラルや、ビタミンA、B群、E、ナイアシン、葉酸、パントテン酸などのビタミン類もたっぷり含まれているほか、たんぱく質も良質で、栄養的にもたいへんすぐれています。

【効用】
高血圧、心筋梗塞、脳梗塞、ガン、脂肪肝
【栄養素】
EPA、DHA、ビタミンB_6、B_{12}

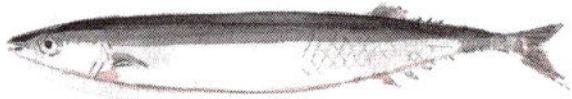

●脂質の代謝を促して脂肪肝を予防

また、さんまはビタミンB_6、B_{12}が多いのも特徴の一つです。ビタミンB_6は、たんぱく質を合成する際に必要不可欠なビタミンで、抗アレルギー作用や神経伝達物質の合成にも関与しています。このほか、脂質の代謝をよくして脂肪肝を予防する効果もあります。

ビタミンB_{12}は、悪性貧血を予防するビタミンで、ビタミンB_6とともに赤血球のヘモグロビンの合成に作用するなど重要な働きをしています。

豆知識
「さんまには数多くの別称がある」

さんまは、身体が狭く細いため『狭真名《せまな》』が転化してさんまといわれるようになったとされています。

また、さんまには地方によってさまざまな名前がつけられています。近畿、四国、中国ではサイラ、サエラ、カド、サヨリ、九州ではサザ、セイラ、サイラ、新潟ではバンジョウなどと呼ぶこともあります。

地方名がこんなに多いのは、それだけ人々に親しまれ、広く食べられている証かもしれません。

新鮮なさんまを選ぶには、「太く身が締まってピンと反っている」「光沢があって背中の青色が鮮明」「口先と尾のつけ根が黄色い」「黒目の周りが澄んでいて、血がにじんでいない」ものを選ぶとよいでしょう。

サラサラ血に役立つDHAがたっぷり

まぐろ

鮪

●DHAの含有量はナンバーワン

まぐろにはさまざまな種類がありますが、一般にまぐろといえば、くろまぐろ（ほんまぐろ）をさしています。

昔はまぐろは赤身が人気で、トロは見向きもされませんでしたが、今では人気が逆転し、トロは高級食材として認知されています。しかし、最近のヘルシー志向とともに赤身のよさが見直されているようです。

まぐろの脂質には豊富なDHAやEPAが含まれていますが、トロは赤身の約二〇倍も多く脂質を含んでいます。つまり、それだけトロにはEPAやDHAが多いというわけです。特に、DHAは一〇〇g中二・九gと全魚介類のなかでナンバーワンの含有量を誇ります。

●赤身は低カロリーでたんぱく質に富む

DHAやEPAは、頭の働きをよくしたり、血液をサラサラにして動脈硬化や高血圧、脂質異常症などを予防します。

まぐろは刺身や寿司など、生で食べることが多いのですが、そのほうがDHAやEPAをより摂取することができます。

トロはEPAやDHA、それにビタミンAやDも豊富に含まれていますが、赤身はたんぱく質が多く、一〇〇g当たりのエネルギーは一二五キロカロリーとトロの半

【効用】
動脈硬化、高血圧、脂質異常症、貧血、冷え症
【栄養素】
EPA、DHA、鉄、タウリン

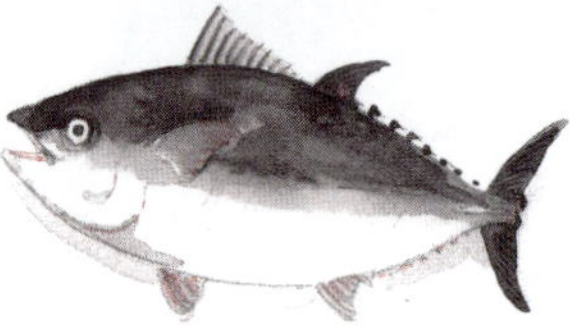

分以下でとてもヘルシーです。

●タウリンが血圧を正常に保つ

そのほか、赤身はトロの二倍の鉄分を含み、ビタミンB_6、B_{12}もトロより上回っています。これらの栄養素は、増血作用があり、貧血や冷え症を改善します。

さらに、血合いには血圧やコレステロール値を低下させる作用のあるタウリンが多く含まれています。

摂取カロリーや栄養のバランスを考慮して、トロも赤身もどちらもおいしくいただきたいものです。

豆知識　「まぐろにはさまざまな種類がある」

まぐろは万葉の昔から食されてきた魚で、さまざまな種類がありますが、値段、味ともに最高なのが「くろまぐろ」です。体長三〜四m、なかには体重五〇〇kgを超えるものもいるという大型のまぐろで、「まぐろのなかのまぐろ」といわれています。

「みなみまぐろ」は別名インドまぐろとも呼ばれ、体長は二mほど、体重は二〇〇kg前後で、くろまぐろ同様大トロがとれます。「めばち」は目が鉢のように丸いことからこの名がつけられました。体長二m、体重一五〇kgほどで、刺身や寿司などによく用いられます。「きはだ」は大きなもので体長二m、体重一〇〇kg以上になります。肉は全体に紅色または桃色で、淡泊な味わいです。

最強のカロチノイド「アスタキサンチン」が効く

さけ

鮭

●ビタミンDやB群がたっぷり

さけは、紅鮭、銀鮭、樺太マス、キングサーモンなどたいへん仲間が多い魚ですが、一般に、さけと呼ばれているのはしろさけ（白鮭）のことです。

さけは、良質のたんぱく質に富むほか、カルシウムの吸収をよくするビタミンDが、まいわしの三倍も含まれています。

また、ビタミンB_6、B_{12}、ナイアシン、葉酸などのビタミンも豊富です。これらのビタミンは、互いに協力しあって増血作用を促進し、貧血を予防する効果があります。

まぐろやさんま同様、ＥＰＡやＤＨＡも多いので、動脈硬化を予防するのにも有効です。

●最強の抗酸化力「アスタキサンチン」

さけの肉は、ピンクがかった美しいオレンジ色をしていますが、これはアスタキサンチンというカロチノイド色素によるものです。アスタキサンチンは、きんき、めばる、きんめだいなど赤い色をした魚の皮や、えびやかにの甲羅と身に含まれています。ただし、魚類で身に含まれているのはさけだけです。

アスタキサンチンは、βカロチンと同じ抗酸化物質ですが、その抗酸化力はカロチノイドのなかで最強ともいわれており、悪

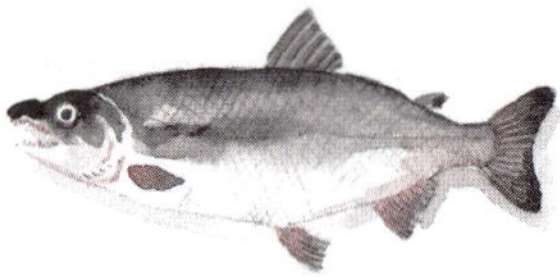

【効用】
貧血、冷え症、動脈硬化、関節炎

【栄養素】
EPA、DHA、アスタキサンチン、ビタミンD

玉コレステロールの酸化を強力に抑制し、動脈硬化を予防する働きがあります。

●頭の部分や皮にも有効成分がいっぱい

さけの頭には氷頭《ひず》と呼ばれる軟骨があり、これを酢につけた氷頭なますは酒の肴として人気があります。実はこの軟骨には関節の働きを滑らかにするムコ多糖類が豊富に含まれています。

また、さけの皮に多いコラーゲンは関節炎を防いだり、血管を丈夫にするなどの働きがあります。皮の下の脂の部分にはEPAやDHAも多いので、皮も食べればより効果が期待できます。

豆知識 「いくらとすじこの違いとは?」

いくらもすじこもさけの加工品です。いくらは、さけの卵を一粒ずつていねいにほぐして塩漬けにしたもので、すじこはさけの卵巣をそのまま塩漬けにしたものです。

いずれも栄養価はさけより総体的に高く、塩漬けにするのでナトリウムを多く含むことになります。また、アスタキサンチンをはじめ、ビタミンAやE、葉酸、カルシウム、マグネシウム、鉄などのビタミン、ミネラル、EPAやDHAの含有量は、親のさけよりもグンとアップしています。ただし、塩分やコレステロールが多いので、食べ過ぎは禁物です。

また、塩漬けにされているとはいえ、なるべく早く食べたほうが無難です。二~三日中に食べきれない場合は、冷凍保存するとよいでしょう。

サラサラ血づくりを助ける青魚の王様

さば

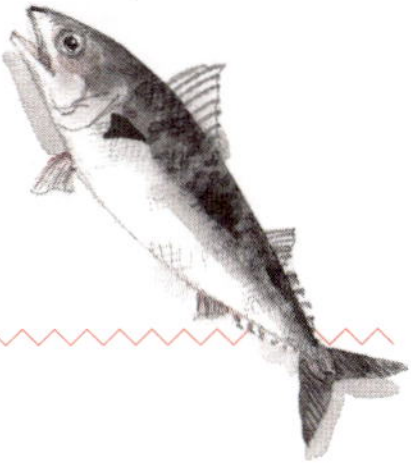

鯖

●たんぱく質、脂質に富んだ青魚の王様

さばは魚偏に青と書きますが、まさに青魚の王様といえるほど栄養価が高く、良質のたんぱく質と脂質に富んでいます。

また、特にビタミンB群が多く、なかでもたんぱく質や脂肪の代謝に役立つビタミンB_6は脂肪肝を予防し、ビタミンB_{12}は貧血を予防する効果があります。

そのほか、血行を促進するナイアシン、血圧やコレステロール値を下げるタウリンも豊富です。

●EPA、DHAはトップクラス

さらに、さばは一〇〇g中一・二gのEPA、一・八gのDHAを含んでおり、その含有量はどちらもトップクラスです。

EPAやDHAは、血液をサラサラにする、コレステロールや中性脂肪を減らすなどの作用があり、動脈硬化や心筋梗塞、脳梗塞、血栓症、高血圧、脂質異常症などを防ぐ効果があります。

また、EPA、DHAはガン予防やガン細胞の増殖、転移を防ぐのにも有効だと考えられています。

そのほか、さばには鉄分も多く含まれており、増血作用を促して貧血を予防し、冷え症を改善します。

ぬめりがコレステロールや中性脂肪に効果的

こんぶ

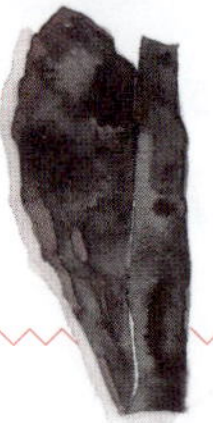

昆布

●独特のぬめりが血液をサラサラに

こんぶは、だしをとるのに欠かせない和食の基本ともいうべき食品で、古くから日本人に親しまれてきました。

こんぶは、カリウム、カルシウムをはじめ、各種ミネラルに富んだ海藻ですが、まこんぶに含まれるカリウムは、一〇〇g中六一〇〇mgとダントツの多さです。

また、こんぶ特有のぬめりの主成分はアルギン酸やフコイダンという名の水溶性食物繊維の一種で、ナトリウムの排出を促し、コレステロールや中性脂肪を減らす働きがあります。ですから、カリウムや食物繊維との相乗効果により、高血圧やむくみ、肥満などの改善にたいへん有効です。

●甲状腺ホルモンをつくるヨードも豊富

海藻類は多量のヨード（ヨウ素）を含んでいますが、一番多いのがこんぶです。

ヨードは、甲状腺ホルモンの材料となるミネラルで、糖質、脂質、たんぱく質の代謝を促して基礎代謝を高め、発育を促進するという、重要な作用を担っています。ヨードが不足すると疲れやすくなったり、腸の働きが低下したり、肥満になったりします。ただし、ヨード過剰でも甲状腺障害を招くので、甲状腺に異常のある人は注意しましょう。

野菜に匹敵するビタミン、ミネラル

のり

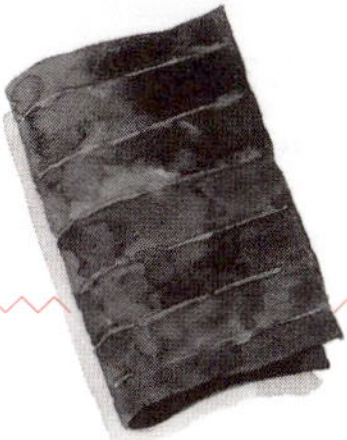

海苔

●ビタミン、ミネラルはダントツの多さ

海藻類は、ビタミン、ミネラルの宝庫ですが、のりも例外ではありません。そればかりか、カロチン、ビタミンK、ビタミンB群、E、Cなどの含有量はのりがトップです。

たとえば、のりに含まれるカロチンは、緑黄色野菜の代表格であるにんじんの約三倍もあります。また、のりはたんぱく質に富んでいて、畑の肉といわれる大豆をしのぐ多さです。

のりは重量が軽いので一〇〇gというとたいへんな量になりますが、のりを一枚食べれば十分な栄養素を取り込むことができます。積極的に食卓に取り入れることをおすすめします。

●動脈硬化など生活習慣病を予防する

のりに豊富に含まれるカロチンは、粘膜を保護し、免疫機能を維持します。また、βカロチンと同じ抗酸化物質であるビタミンCやEは、活性酸素を除去する抗酸化力にすぐれ、動脈硬化を予防します。

また、のりには抗酸化物質や余分なナトリウムを排出するカリウム、コレステロールを減らすタウリンなどが大量に含まれており、さまざまな生活習慣病の予防・改善に効果を発揮します。

驚異的なミネラルで血液がサラサラに

ひじき

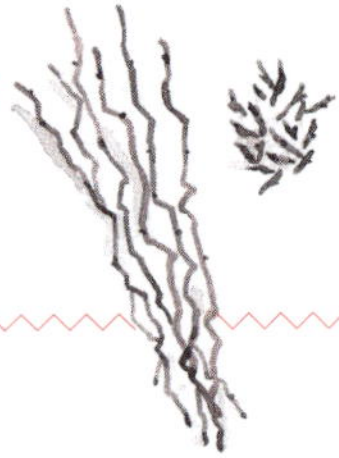

鹿尾菜

●カルシウム、鉄の含有量はトップ

ひじきは他の海藻類同様、ミネラルが豊富な食品ですが、なかでもカルシウム、鉄がケタ違いに多く驚異的な含有量を誇ります。

同じ海藻類ののりと一〇〇g当たりのカルシウム含有量を比較すると、のり（あまのり）が二八〇mgなのに対してひじき（ほしひじき）は一四〇〇mgと五倍の多さです。鉄についても、のりが一一・四mgなのに対し、ひじきは五五mgも含んでいます。

乾燥ひじきは戻すと何倍にもふくれるため、量的にはそれほど食べられませんが、積極的に摂取するようにしたいものです。

●各種栄養素が血液サラサラに役立つ

ひじきは、便秘、肥満、動脈硬化、高血圧、大腸ガンなどに効果を発揮する食物繊維もたいへん多く含まれています。

さらに、豊富なカリウム、マグネシウムなどのミネラルは貧血、冷え症、高血圧などの予防に効果的で、特にクロムはインスリンの作用を高める働きがあり、糖尿病の予防に効果絶大です。

しかし、ひじきにはビタミンCは含まれていません。ビタミンCはひじきに含まれる鉄の吸収率をアップさせるので、他の食品で補うようにしましょう。

特有の成分が動脈硬化を予防

えのきたけ

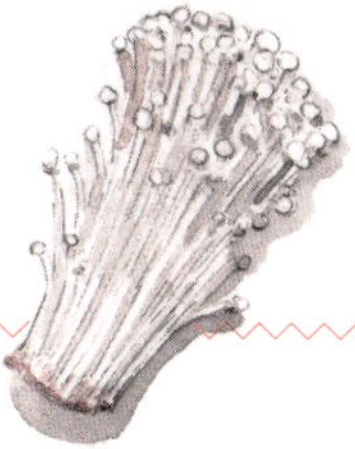

榎茸

●コレステロールを減らす特殊な成分

えのきたけは、しいたけなどにも含まれる、悪玉コレステロールを減少させるエリタデニンという物質を含んでいますが、グリホリン、ネオグリホリンといった、しいたけにはない成分があり、コレステロール値を低下させて動脈硬化を予防します。また、食物繊維の作用も手伝って、高血圧や動脈硬化の改善に有効です。

そのほか、糖質や脂質の代謝にかかわるビタミンB_2、ナイアシン、ビタミンB_1、赤血球の産生にかかわる葉酸、善玉コレステロールを増やすパントテン酸などを比較的多く含んでいます。

●ガン抑制効果のあることが判明

きのこに含まれているβグルカンという多糖類には、ガン抑制効果のあることが判明していますが、えのきたけにも高い抗ガン作用のあることがわかっています。

さらに、えのきたけに含まれるEA6という糖たんぱくにも強力な抗ガン作用のあることが確認されています。

えのきたけを常食している人は、特に消化器系のガンの発病率が低いことが、ある疫学調査であきらかになっています。

歯切れや舌触りのよいえのきたけは、炒め物、鍋物、あえ物など、さまざまな料理法でいただくことができます。

きのこのなかでも栄養満点

きくらげ

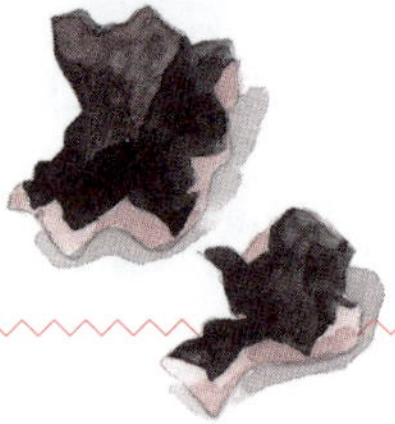

木耳

●食物繊維の含有量は群を抜く

きくらげは、クラゲのようなぷりぷりとしたゼラチン質の食感があります。名前もクラゲを連想させるので、海のものというイメージをもつ人もいるようですが、れっきとしたきのこの一種です。

他のきのこ類と比べると、きくらげは総体的に栄養素の含有量が多く、特に食物繊維はトップクラス。便秘の特効薬ともいえるでしょう。

●多糖類が動脈硬化予防に効果的

きくらげは、中国では古くから薬用として用いられ、不老長寿の妙薬として珍重されてきました。

きくらげに多く含まれる多糖類は、コレステロール値を低下させて血液をサラサラにし、動脈硬化や高血圧を予防します。また、豊富な食物繊維も相乗効果を発揮します。

きくらげには黒きくらげと白きくらげの二種類がありますが、栄養成分は若干異なります。両者を比較すると、黒きくらげは鉄やマンガンがより多く、増血作用、動脈硬化、滋養強壮などに効果があります。一方、白きくらげはカリウムやビタミンDをより多く含み、咳や便秘、生理不順などによいといわれています。

「エリタデニン」が
悪玉コレステロールに効果的

しいたけ

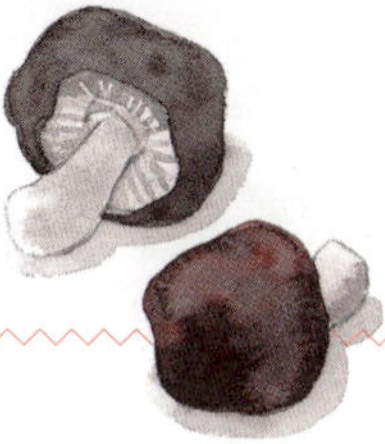

椎茸

●高血圧、動脈硬化に効くエリタデニン

風味の豊かなしいたけは、食べておいしいだけでなく、さまざまな効果があります。その一つがしいたけに多く含まれているエリタデニンという物質です。エリタデニンは血中の悪玉コレステロールを減少させ、血圧を下げる作用があり、高血圧や脂質異常症、動脈硬化などの予防・改善が期待できます。

また、しいたけに含まれているレンチナンという物質には抗ガン作用のあることがわかっており、レンチナンは実際にガンの治療薬として用いられています。

●ビタミンDに変換するエルゴステロール

さらにしいたけには、日光に当たるとビタミンDに変わるエルゴステロールというビタミンDの前駆体が含まれているのも特徴の一つです。

丈夫な骨をつくるためには、カルシウムのほかにビタミンDが必要です。ビタミンDは、カルシウムの吸収をよくし、骨にカルシウムが沈着するのを助ける働きがあるからです。

なお、生しいたけよりも干ししいたけのほうが、ほとんどすべての栄養素がグンと上回るので、より高い効果を期待するなら干ししいたけのほうがおすすめです。

血液サラサラに大活躍する
まいたけパワー

まいたけ

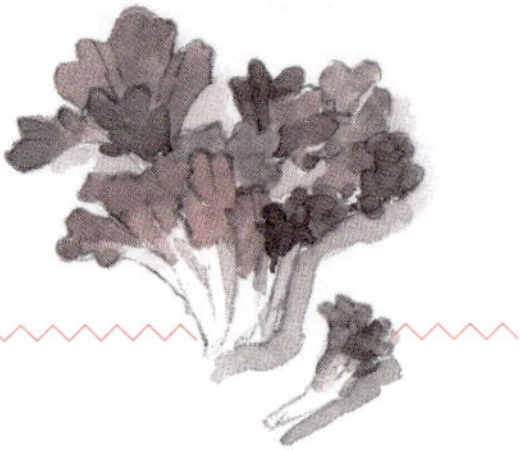

舞茸

●脂質異常症、高血圧、糖尿病などに有効

きのこ類のなかでもまいたけは、特に効果の高いきのことして知られています。

まいたけに含まれる多糖類の一種グルカンは、コレステロールの合成を抑制したり体外に排出したりし、脂質異常症を改善する効果があります。

また、まいたけの特有成分にXフラクションがあり、これがインスリンの働きを正常化する働きがあるため、糖尿病の予防や治療に効果があります。そのほか、まいたけには肝機能を改善する、血圧を下げる、便秘やむくみを改善するなどの効果もあります。

また、まいたけは糖質の代謝に必要なビタミンB_1、脂質の代謝にかかわるB_2、血行をよくするナイアシン、腸内の善玉菌を増やして腸内環境を整える食物繊維なども比較的多く含まれています。

●免疫力をパワーアップする

近年、まいたけに関するさまざまな研究が進み、その効能が注目されていますが、まいたけには病気に対する抵抗力を高める効果があり、抗ガン作用や抗エイズ作用があることが、日本薬学会で発表されています。

血液をサラサラにするK、Mgなどがいっぱい

バナナ

●高血圧に効くKとMgが豊富

バナナは糖質が多くカロリーが高いのが特徴ですが、果物のなかでもカリウムが多く、りんごの約三倍も含まれています。カリウムは、ナトリウムを排泄して血圧を下げる働きがあり、高血圧の予防・改善に効果があります。

さらに、カリウムとともに高血圧予防に一役かっているのが、バナナに豊富に含まれているマグネシウムです。マグネシウムもまた血圧を調整する作用があります。

そのほか、血液を固まりにくくする作用や神経を鎮める作用があり、心疾患の予防にもつながります。

●セロトニンを生成し、イライラを鎮める

バナナはビタミンCも豊富で、りんごの四倍もありますが、ビタミンCは抗酸化作用や血中コレステロールを減らす働きがあります。

このように、バナナには血液をサラサラにして動脈硬化を防ぐさまざまな栄養素が豊富に含まれているのです。

また、バナナに含まれる必須アミノ酸の一種トリプトファンは、脳をリラックスさせる神経伝達物質セロトニンの原料となるものです。バナナには、トリプトファンとともにセロトニンを生成するビタミンB_6、ナイアシン、マグネシウムも豊富です。つ

【効用】
高血圧、心疾患、動脈硬化、ガン、精神安定
【栄養素】
カリウム、マグネシウム、ビタミンC、ビタミンB_6

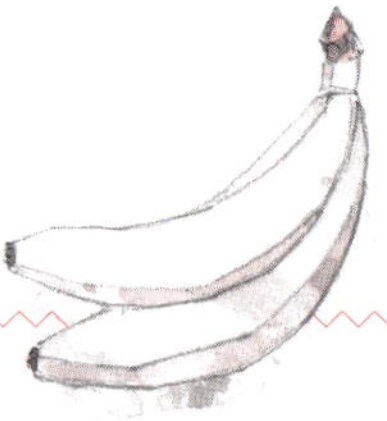

まり、バナナを食べるとイライラを鎮めることができるというわけです。

●免疫力をアップさせる活性物質を含む

最近の研究で、バナナには免疫力を高める成分が含まれており、ガン予防に効果のあることがわかりました。

バナナには免疫細胞の一種であるマクロファージがガン細胞を攻撃するためにつくり出すTNF（腫瘍壊死因子）という物質を増やす生理活性物質が含まれていることが判明したのです。まだ、動物実験の段階ですが、今後の研究が期待されます。

豆知識 「おいしいバナナの選び方と保存」

バナナは熟成するほど甘みが増してきます。黄色い皮の表面にできる褐色の斑点は熟成の証で、黒い斑点があるバナナは甘くておいしいバナナです。ただし、青みがかったバナナでも、保存の仕方によっておいしく熟します。

＊おいしいバナナのポイント
・皮が均一に黄色く色づき、色の濃いもの
・褐色の斑点が出たものは食べごろ
・軸の黒ずんだものは避ける

熱帯地方で栽培されるバナナは、寒さが苦手。冷蔵庫で保存すると、低温障害が起こって皮が黒くなり、風味が落ちてしまうので、常温で保存しましょう。また、市販されている、バナナの房をつり下げる「バナナスタンド」などを利用すると、傷みが少なく、長持ちします。

血液の塊をできにくくするフルーツパワー

メロン

●豊富に含まれるカリウムで高血圧予防

メロンは、マスクメロンに代表される網目模様の入った網メロンと、プリンスメロンなどの網なしメロンに大別され、それぞれたくさんの品種があります。

メロンは昭和三〇年ごろまでは高級果実でしたが、その後発売されたプリンスメロンの登場を境に、大衆向けの品種開発が進みました。

メロンは、果物のなかでもカリウムの含有量はトップクラスです。カリウムは余分なナトリウムを排出して高血圧を予防したり、むくみを解消するのに役立ちます。

●βカロチンなどの抗酸化物質を含む

メロンにはビタミンEやCも含まれています。また、果肉がオレンジ色をしたメロンには、特にβカロチンが多く含まれています。

これらの成分は、悪玉といわれるLDLコレステロールを酸化させて動脈硬化の原因となる活性酸素を除去する働きがあり、動脈硬化をはじめさまざまな生活習慣病にたいへん有効です。

また、メロンに含まれる水溶性の食物繊維ペクチンはコレステロールの吸収を抑制したり、血糖値の上昇を防いだり、血圧を下げるなどの作用があります。

【効用】
高血圧、むくみ、心筋梗塞、脳梗塞

【栄養素】
カリウム、カロチン、ペクチン、ギャバ

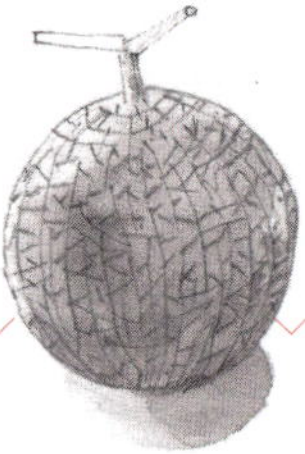

●血液が固まるのを防ぐ

そのほか、日常食べる主な食材について血液が凝固するのを抑制する作用を調べた実験で、マスクメロンはたいへん効果の高いことが判明しています。

血液の塊である血栓は心筋梗塞や脳梗塞の原因にもなります。血栓をできにくくするということは、こうした命にかかわる病気を予防する効果が高いということです。

さらに、メロンに含まれるギャバ（γアミノ酪酸）は高血圧の予防に効果があります。ギャバは温室メロンに多く含まれています。

豆知識

「メロンの網目はどうしてできる?」

マスクメロンや夕張メロンなどの表皮には細かい網目がありますが、交配がすんで果実が実ったばかりのメロンには網目がありません。では、この網目はどうやってできるのでしょうか?

果実はどんどん成長していきますが、その成長速度に表皮が追いつかなくなり、まず縦に亀裂ができます。すると、そこに果汁がしみ出して固まります。さらに果実が成長して大きくなるにつれ、四方八方にどんどん亀裂が生じ、その都度果汁がしみ出して固まります。こうして網目が形成されていくのです。

つまり、メロンの網目は、いわば傷口をふさぐかさぶたのようなものなのです。メロンの網目が細かく美しいほど、高級なメロンとされています。

血管を広げ、緩やかに血圧を下げる

りんご

林檎

●豊富なカリウムが高血圧を予防

ヨーロッパでは、俗に「りんごは医者いらず」といわれていますが、果物としてはビタミンCが少なく、他のビタミン類やミネラル類も多いとはいえません。

しかし、りんごの主な効能は、カリウムと食物繊維のペクチンにあるのです。

カリウムは、体内の余分なナトリウムを排泄させたり、血管を広げるなどの作用があり、緩やかに血圧を下げる効果があります。りんごの産地では、高血圧症の人が少ないという報告もあります。りんごには、高血圧を予防・改善する効果があるというわけです。

●ペクチンが便秘改善、大腸ガンを予防

りんごはまた、整腸作用のある果物としても知られています。これは、りんごに含まれる水溶性の食物繊維ペクチンの働きによるものです。

ペクチンは、ビフィズス菌などの善玉菌のエサになり、腸内の善玉菌を増やして悪玉菌を抑える働きがあり、腸内環境を整え、便秘や下痢を改善します。

また、ヌルヌルした性質をもつペクチンは発ガン物質を吸着し、体外に排出して大腸ガンを予防する効果があるほか、コレステロールの吸収を抑制したり、食後の血糖値の急激な上昇を防ぐなど、動脈硬化や糖

【効用】
高血圧、動脈硬化、糖尿病、便秘
【栄養素】
カリウム、ペクチン、ポリフェノール

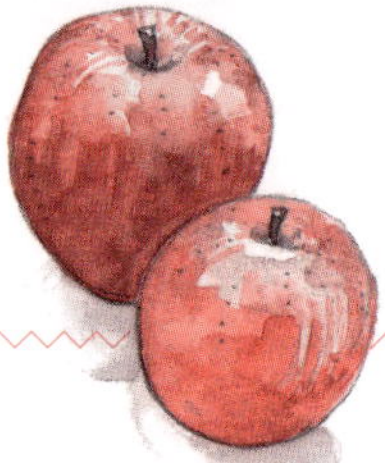

尿病の予防・改善などに有効です。

●強い抗酸化力をもつポリフェノール

さらに最近では、りんごの抗酸化物質に関心がよせられています。りんごにはポリフェノールの一種であるエピカテキンが含まれていることがわかりました。

りんごのエピカテキンは、お茶の渋味成分カテキンの仲間で、強力な抗酸化力をもつことが報告されています。

エピカテキンやペクチンなどの有効成分は皮の部分に多く含まれています。りんごは皮をむかずに食べたほうが、より効果を得ることができます。

豆知識 「蜜入りりんごの正体は?」

りんごを切ったとき、芯のまわりに蜜が入っていることがあります。この蜜はりんごの実が熟した証で、「ふじ」という品種に蜜入りりんごが多く見られます。

蜜の正体は、ソルビトールという糖の一種です。ソルビトールは、光合成によって葉でつくられたでんぷんが糖に変化したもので、果実にどんどん運ばれていきます。この糖が大量に運ばれると、水や栄養分の流れる通路からあふれて細胞のすき間にたまるようになります。こうして蜜がつくられるのです。

蜜入りりんごかどうかを外観から判断するのはなかなか難しいのですが、おいしいりんごを選ぶには、同じ大きさでも重みがあって傷が少ないものを選ぶのがポイントです。

豊富なビタミンが血液サラサラに役立つ

キウイフルーツ

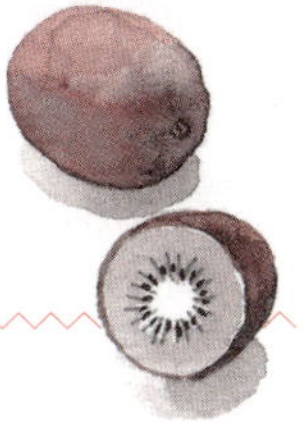

●一個半で一日分のビタミンCが摂れる

キウイフルーツは、ニュージーランドの国鳥キウイに姿形が似ていることから名づけられましたが、原産地は中国です。日本へは一九七〇年代より輸入され、現在では日本での栽培も増加しています。

キウイフルーツは、低カロリーでビタミンCが豊富に含まれており、一個半ほど食べれば一日の所要量が満たせます。

ビタミンCは、コラーゲンの合成を促して血管を丈夫にしたり、血中コレステロール値を低下させる作用があるので、動脈硬化に有効です。さらに、カリウムも豊富なので高血圧予防にもぴったりです。

●食物繊維のペクチンが効果的

一般に果物は野菜に比べて食物繊維はそれほど多くはありません。しかし、キウイフルーツは水溶性食物繊維のペクチンが豊富に含まれています。ペクチンは、便秘を改善するほか、コレステロールの吸収を抑えたり、食後の急激な血糖値の上昇を抑制する作用があります。

このほか、キウイフルーツにはアクチニジンというたんぱく質分解酵素が含まれています。肉料理などを食べたあとにキウイフルーツを食べると、消化吸収がよくなって胃もたれを防ぐことができます。

「イノシトール」が動脈硬化に効果的

グレープフルーツ

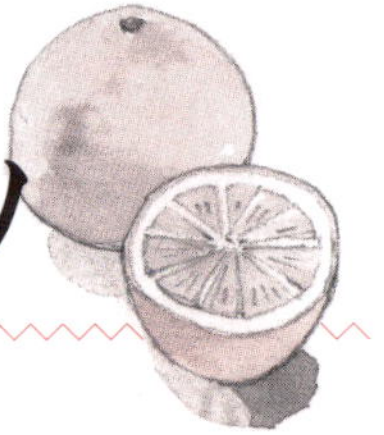

●ビタミンCやPが血液をサラサラに

グレープフルーツは、ビタミンCが豊富に含まれているのが特徴です。ビタミンCは、悪玉と呼ばれるLDLコレステロールの酸化を防ぎ、血管を丈夫にする働きがあり、動脈硬化を予防します。

また、苦み成分に含まれるビタミンP（フラボノイド系色素）はビタミンCの吸収を助け、毛細血管を丈夫にしたり、血圧を下げる働きがあります。

一方、酸味のもとであるクエン酸は新陳代謝を活発にし、疲労を回復する効果があります。

●イノシトールが動脈硬化に効く

そのほか、グレープフルーツに含まれるイノシトールという成分には、脂肪やコレステロールの代謝を促進して動脈硬化を防ぎ、肝機能を強化する働きもあります。

また、グレープフルーツには血液が固まるのを抑制する働きもあり、心筋梗塞や脳梗塞の予防が期待されています。果肉の赤いルビー種はカロチンの一種であるリコピンも含んでおり、過酸化脂質の生成を抑制し抗ガン作用も期待できます。

ただし、血圧降下剤のなかには、グレープフルーツとの併用によって作用が強まるものもありますので注意が必要です。

利尿作用で血液をサラサラに

すいか

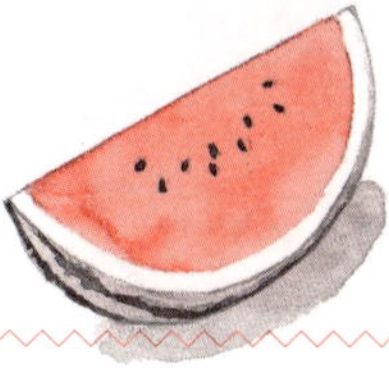

西瓜

●利尿作用で高血圧やむくみに効果的

すいかは、エジプトでは約四〇〇〇年も前から栽培されており、昔から腎臓病の妙薬として知られてきましたが、すいかには、たいへんすぐれた利尿作用があるのです。

すいかは一〇〇g当たり一二〇mgのカリウムを含むほか、シトルリンというアミノ酸を含んでいます。

カリウムには利尿作用のあることが知られていますが、シトルリンにも同様の作用があり、相乗効果を発揮します。

余分なナトリウムを尿とともに排出して、高血圧やむくみなどを改善します。

●リコピンが血液のドロドロ化を予防

すいかの果肉が赤いのは、リコピンという赤い色素によるものです。リコピンは、βカロチンと同じくカロチノイドという色素の一種で、βカロチン以上の強力な抗酸化作用があります。

リコピンが豊富に含まれている食品といえば、まっさきにトマトを思い浮かべる人が多いでしょう。しかし、すいかはトマトよりもリコピンの含有量が多く、約一・五倍もあります。

強力な抗酸化物質であるリコピンを多量に含むすいかは、動脈硬化やガンを予防するのに有効であるといえるでしょう。

乳酸菌が血液サラサラ効果をもたらす

ヨーグルト

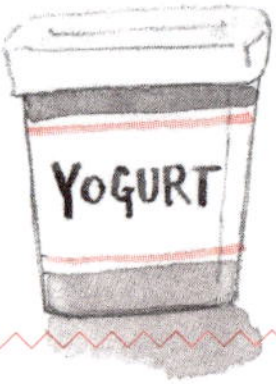

●乳酸菌がコレステロールを減らす

ヨーグルトは、牛乳や脱脂粉乳を乳酸菌で発酵させてつくったものです。

ヨーグルトの乳酸菌は、小腸のなかで胆汁酸をつかまえ、体外に排出する働きをします。その結果、血液中のコレステロールが減少し、血液をサラサラにするのに大いに役立つのです。

また乳酸菌は、ペクチンのような食物繊維や、オリゴ糖などによって働きが高まるので、ペクチンを多く含むりんごあるいはオリゴ糖を含むはちみつなどといっしょに摂取するとよいでしょう。

●カルシウムも血液サラサラに役立つ

また、ヨーグルトには一〇〇g当たり一二〇mgのカルシウムが含まれています。

カルシウムは骨粗鬆症予防の他にも、血行を促進して血液をサラサラにするのに役立ちます。

カルシウムは食品によって吸収率が異なりますが、ヨーグルトに含まれるカルシウムは、同じ乳製品である牛乳よりも吸収率が高くなっています。

なお、ヨーグルトから出る上澄み液は「乳清」と呼ばれるもので、水溶性のたんぱく質やカルシウムなどが含まれています。

「セサミン」が悪玉コレステロールを撃退

ごま

胡麻

●悪玉コレステロールを減らす力が強い

ごまの成分の半分は脂質ですが、そのほとんどはリノール酸やオレイン酸などの不飽和脂肪酸で、血中のコレステロールを減らし、動脈硬化の予防に役立ちます。

また、ごまにはリグナンと総称される抗酸化物質が含まれています。リグナンには、もっとも量が多いセサミンをはじめ、セサミノール、セサモールなどいくつか種類があり、それぞれにすぐれた活性作用をもっています。

特にセサミンは、悪玉コレステロールを減らし、善玉コレステロールを増やすとともに、コレステロールの酸化を防ぎ、動脈硬化の予防に効果があることが判明しています。

●骨粗鬆症、貧血を予防・改善する

ごまは、その小さな一粒にたいへん多くの栄養素を含んでいますが、なかでもカルシウムは一〇〇g中一二〇〇mgとたいへん多く、しかも、カルシウムとともに丈夫な骨づくりにかかわるマグネシウムやリン、マンガンなどのミネラルも豊富で、骨粗鬆症の予防にも効果があります。

また、鉄の含有量も豊富です。鉄は血液中の赤血球のヘモグロビンの構成成分ですが、ごまは鉄だけでなく、ヘモグロビンの

【効用】
動脈硬化、骨粗鬆症、貧血、冷え症、便秘

【栄養素】
リグナン、カルシウム、マグネシウム、鉄、食物繊維

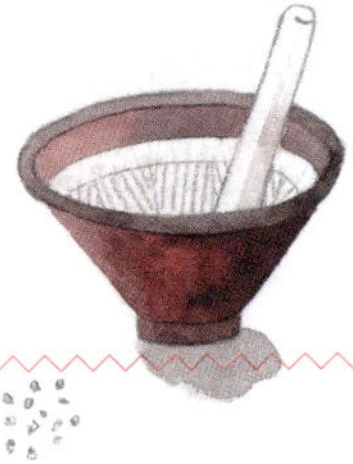

合成にかかわるビタミンB_6、葉酸、銅などの成分も含んでおり、貧血予防に大きな効果を発揮します。

●さまざまな栄養素が豊富

そのほかにも、ごまには良質なたんぱく質や糖質、脂質、たんぱく質の代謝を促進するビタミンB群、血行を改善し老化を防ぐビタミンE、便秘を改善する食物繊維なども豊富に含まれています。

ごまのさまざまな効用は体験的に古くから認められていましたが、「不老長寿の妙薬」と呼ばれるほど栄養価が高いといえます。

豆知識 「クレオパトラもごまを愛用!?」

ごまはアフリカのサバンナ地帯が原産地といわれ、長い歴史をもっていますが、何と、紀元前三〇〇〇年の昔にはすでに栽培されており、古代エジプトではミイラづくりの仕上げに防腐剤として利用されていたそうです。

また、香料や化粧品にも利用され、あのクレオパトラも美容のためにごまを愛用していたというエピソードが伝えられています。

中国へは漢の時代に伝来しました。ごまは漢字で「胡麻」と書きますが、これはごまが漢の西方にある胡（ペルシャ、今のイラン）の国からもたらされ、麻の実に似ていることから胡麻と名づけられたそうです。日本では奈良時代にはすでに栽培され、平安時代には食用として活用されていました。

渋みのもと「タンニン」に
サラサラ効果あり

緑茶

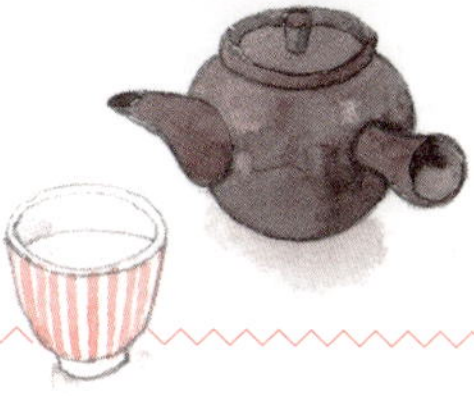

●強力な抗酸化作用を発揮するカテキン

緑茶の有効成分としてまっさきにあげられるのがカテキンです。緑茶の渋みのもとになっているタンニンはポリフェノールの一種で、カテキンはタンニンの一部です。

カテキンには、活性酸素を除去する強力な抗酸化作用やすぐれた抗菌・殺菌作用のあることがわかっています。

また、血中コレステロール値を低下させる、血圧や血糖値の上昇を抑制する、発ガンを抑制するなど、さまざまな作用があり、動脈硬化や糖尿病、高血圧、ガンなどを予防・改善するのに効果があります。

●さまざまな有効成分が豊富

緑茶は各種のビタミン、ミネラルの含有量が高いことに加えて、カテキン以外にも利尿作用のあるカフェイン、コレステロールを減らして血栓を防ぐクロロフィル、血圧を下げるギャバ、動脈硬化を防ぐフラボノイドなど、多種多様な成分を含んでいます。

緑茶には、煎茶、番茶、玉露などいくつか種類がありますが、カテキンをもっとも多く含むのが煎茶です。カテキンはお湯の温度が高いほど滲出しますので、より高い効果を期待するなら、沸かしたてのお湯でお茶をいれるとよいでしょう。

Part 4

「サラサラ血」になる おいしいレシピ

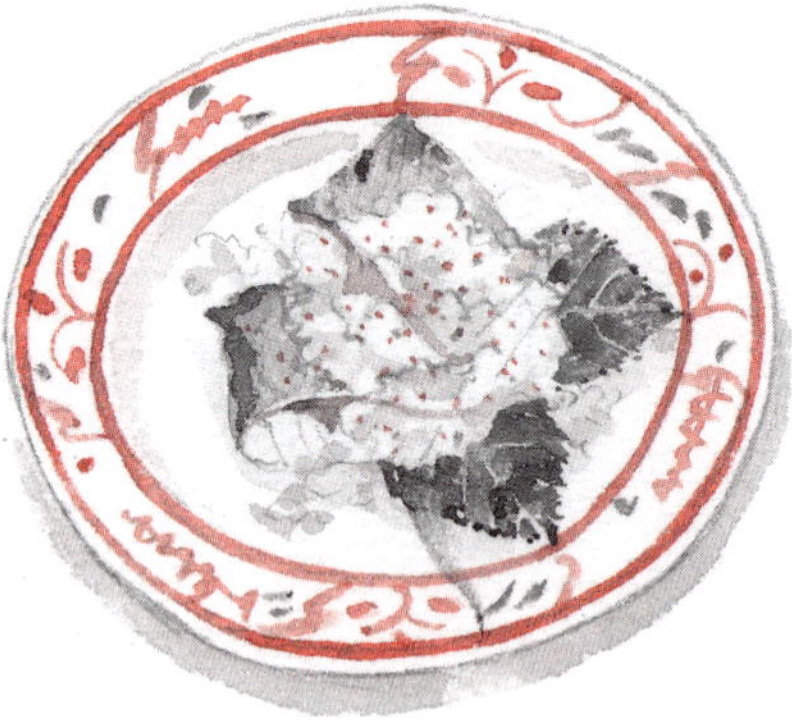

＊カロリー・塩分は一人当たりの数値です。

玄米の カレーピラフ

〈エネルギー348kcal　塩分1.9g〉

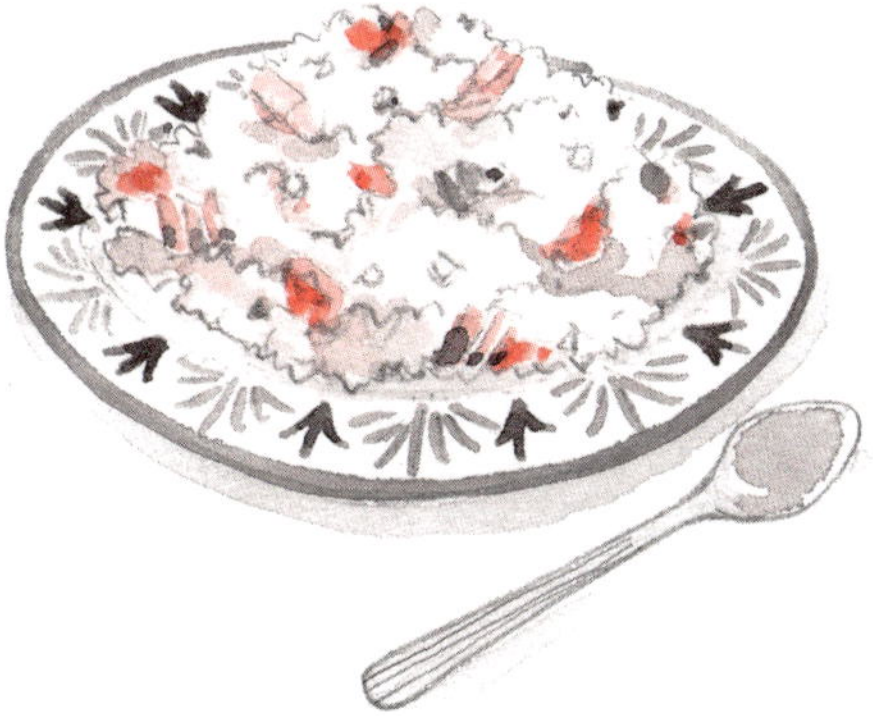

【材料】（2人分）

玄米　1カップ
豚もも肉　100g
塩　小さじ1/4
こしょう　少々
たまねぎ　小1/2個
にんにく　1かけ
トマト　1/2個
植物油　大さじ1
a（水　1と1/3カップ／固形ブイヨン　1/2個／白ワイン　大さじ1／カレー粉　小さじ1/2／こしょう　少々）

【作り方】

1 玄米は洗って水に1～2時間つけておく
2 豚肉はひと口大に切り、塩、こしょうをふる
3 たまねぎ、にんにくはみじん切りにする
4 トマトは皮をむいて種を除き、ザク切りにする
5 炊飯器に植物油を入れ、1、2、3、4を入れて軽く混ぜる
6 aを加えて炊く
7 炊きあがったら20分ほど蒸らす

サーモンとブロッコリーのパスタ

〈エネルギー420kcal　塩分1.5g〉

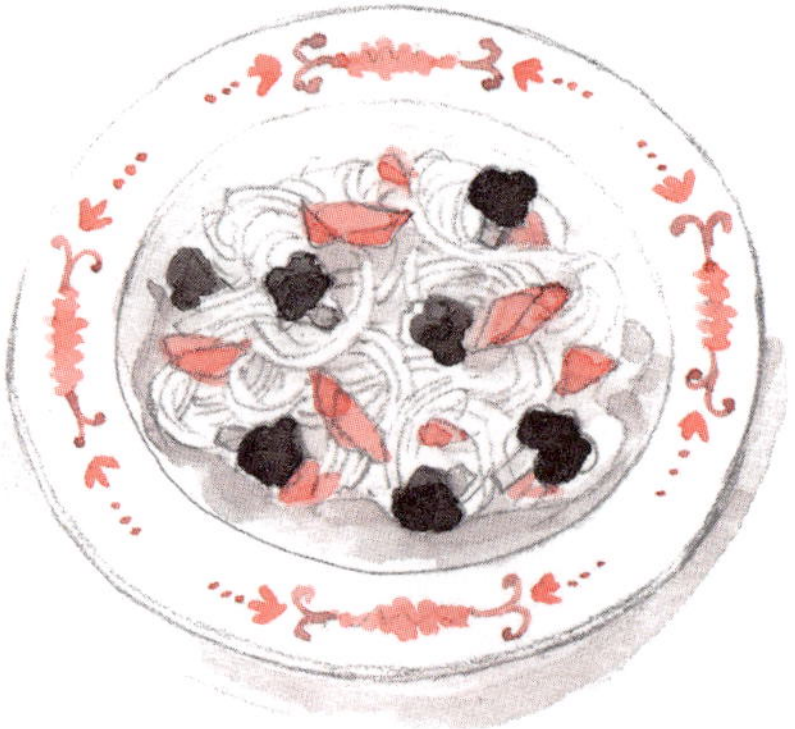

【材料】（2人分）

生ざけ　2切れ
a（白ワイン　大さじ1／塩こしょう　適宜）
植物油　大さじ1
バター　大さじ1/2
小麦粉　大さじ3
無調整豆乳　1と1/2カップ
スパゲッティ　120g
ブロッコリー　1個

【作り方】

1 さけにaをふり電子レンジで3分加熱し、骨と皮を取り除いてほぐす

2 フライパンにバターと油を熱して小麦粉を色づかないように炒め、豆乳を少しずつ加え溶きのばす

3 塩を加えた熱湯にスパゲッティを入れ、途中でブロッコリーを加えて、表示時間通りゆで、ざるにあげる

4 3に2と1をあえる

モロヘイヤとそばがきのすいとん

〈エネルギー283kcal　塩分3.9g〉

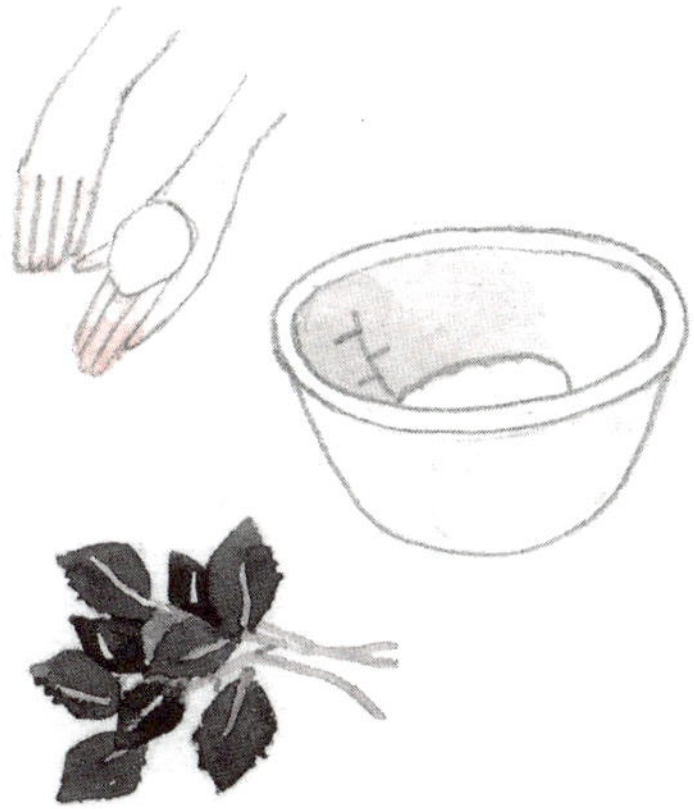

【材料】（2人分）

そば粉　200g
湯　200cc
モロヘイヤ　2袋（200g）
だし汁　3カップ
しょうゆ　大さじ3
みりん　大さじ3

【作り方】

1 そば粉をボールに入れ熱湯を手早く回しながら全体に注いでかき混ぜる。そば粉が湯を全部吸収してまとまったら、表面を手で平らにして8等分し、手に水をつけながら木の葉型に整えてそばがきをつくる

2 モロヘイヤは茎を除いて食べやすい大きさにし、熱湯でさっとゆでる

3 なべにだし汁としょうゆ、みりんを加え、沸騰したら形を整えたそばがきとモロヘイヤを加え、2～3分煮立てる

ひじきの酢の物

〈エネルギー22kcal　塩分1.4g〉

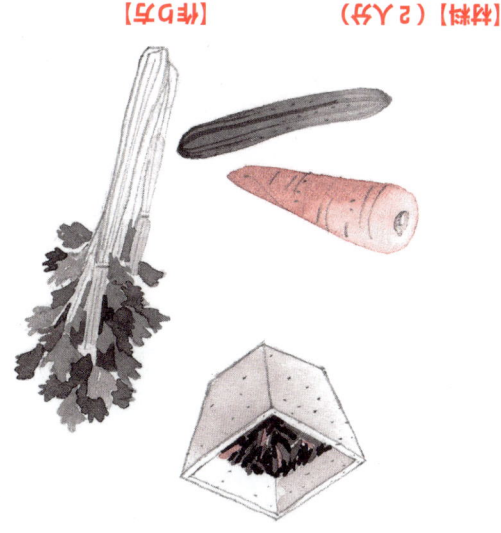

【材料】（2人分）

長ひじき（乾）　20g
きゅうり　50g
にんじん　30g
セロリ　30g
塩少々
a（酢　大さじ1／砂糖　大さじ1/2／しょうゆ　大さじ1/2）

【作り方】

1 ひじきは戻し、熱湯でゆでてザルにあげて冷ます
2 きゅうり、にんじん、セロリは千切りにする
3 2に塩少々ふって洗い、軽くしぼる
4 1、3にaを加えあえる

カラーピーマンの甘酢炒め

〈エネルギー130kcal　塩分1.3g〉

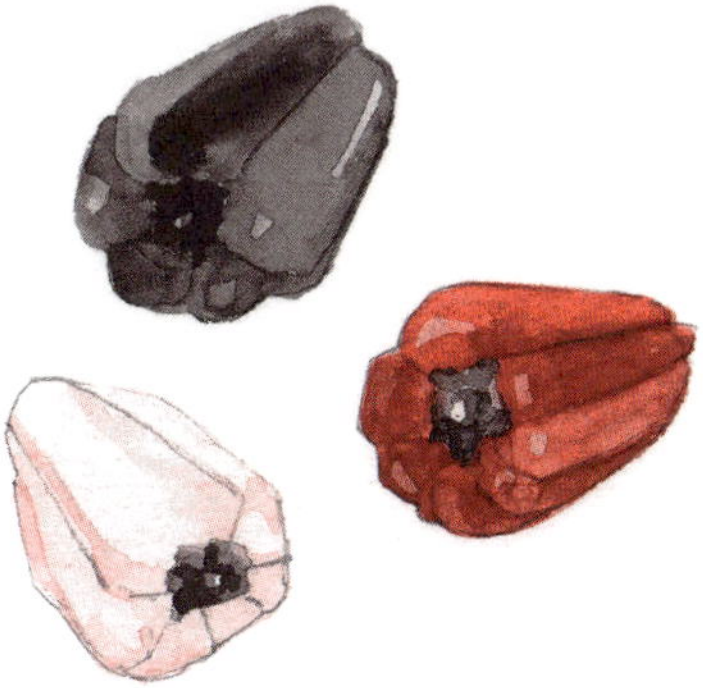

【材料】（2人分）

緑ピーマン　1個
赤ピーマン　1個
黄ピーマン　1個
植物油　大さじ1
a（砂糖　大さじ2/3／塩　小さじ1/2／酢　大さじ1と1/2／水　大さじ1）

【作り方】

1 ピーマンはすべて縦1cm幅に切る
2 フライパンに油を熱し、1をさっと炒める
3 aを加えて混ぜ、しんなりしたら火を止める

オクラの
もずくあえ

〈エネルギー32kcal　塩分0.7g〉

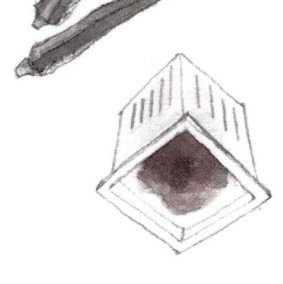

【材料】（2人分）

オクラ　6本
かいわれ　1/2パック
a（もずく酢市販品　2パック／めんつゆ市販品　大さじ1／酢　小さじ2／わさび　小さじ1）

【作り方】

1 オクラは塩もみしてさっとゆで、縦1/4に切る
2 かいわれはさっと熱湯を通す
3 aをあわせて1、2とあえる

こまつなときのこのミルク煮

〈エネルギー133kcal　塩分0.8g〉

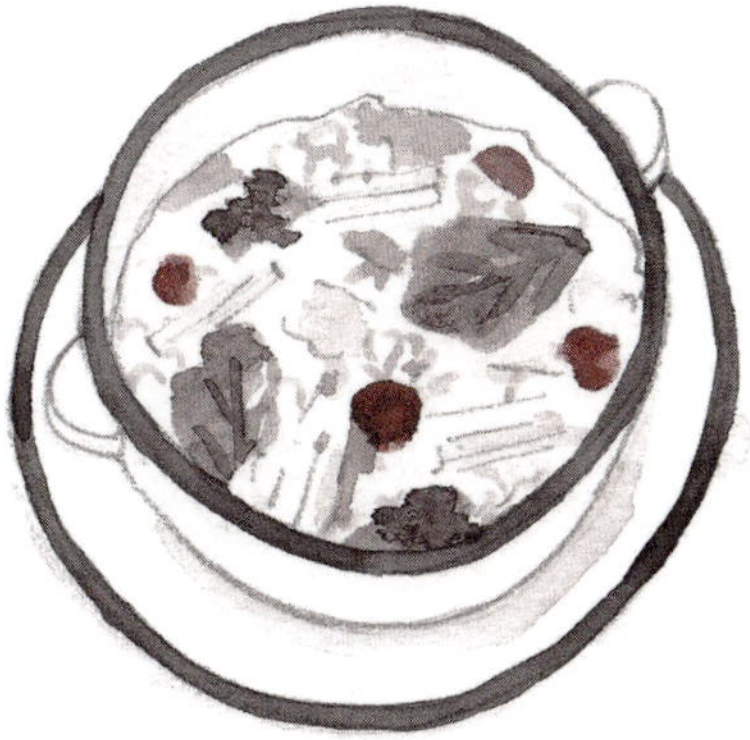

【材料】（2人分）

こまつな　200g
きのこ（しめじ、しいたけ、まいたけ、えのきなど何でも可）　50g
長ねぎ　20g
植物油　小さじ2
a（鶏がらだしの素　小さじ1/2／湯　1/2カップ）
b（片栗粉　大さじ1／水大さじ1）
牛乳　3/4カップ
塩、こしょう　少々
※こまつなの代わりにあさつき、キャベツ、はくさい、ほうれんそう、モロヘイヤなどを使ってもよい

【作り方】

1 こまつなは3cmに切り、軸と葉にわける。ねぎは斜め薄切りにし、きのこはほぐす
2 鍋に油を熱しねぎを炒め、きのこ、こまつなの軸、葉の順に炒める
3 鶏がらだしの素を湯に溶き2に加え、2分煮る
4 3にbの半量を加え混ぜ、さらに牛乳を加えてから、残りのbを加えてとろみをつける
5 塩、こしょうで味をととのえる

芽キャベツとホタテの煮物

〈エネルギー98kcal　塩分0.4g〉

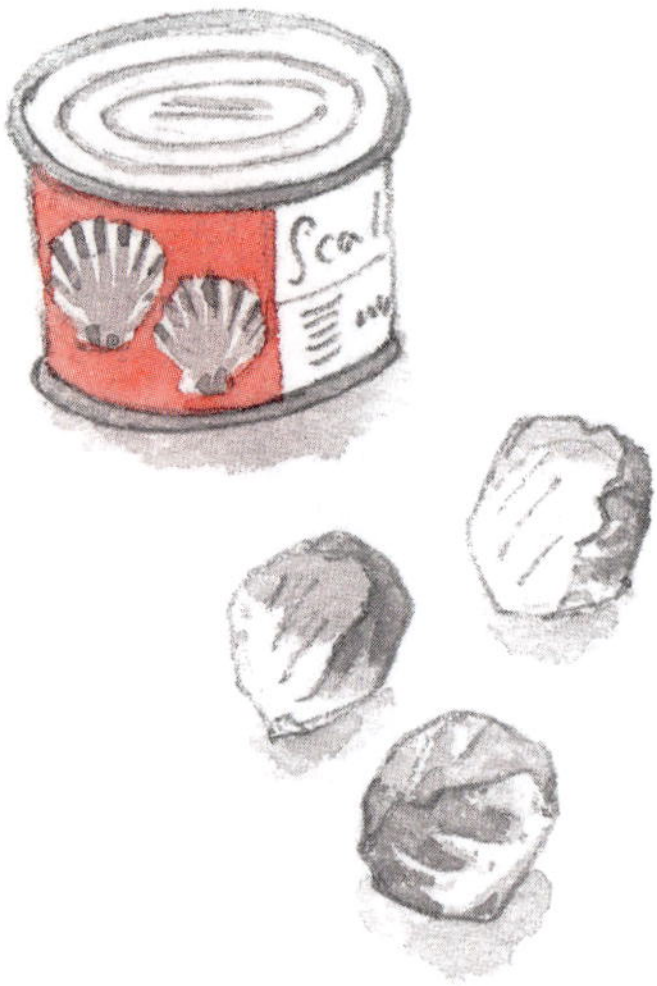

【材料】（2人分）

芽キャベツ　200g
ホタテ水煮缶詰　小1缶
a（酒　大さじ1／水　大さじ1／塩、こしょう　適宜）
ラー油　適宜
ポン酢しょうゆ　適宜
レモン　適宜

【作り方】

1 芽キャベツは根元に十文字の切り込みを入れる
2 鍋に芽キャベツを敷き、ホタテを汁ごと、それにaを加えてフタをする
3 芽キャベツがやわらかくなるまで約3分中火で煮る
4 ラー油、ポン酢しょうゆ、レモンをかける

豆腐入り茶碗蒸し

〈エネルギー130kcal　塩分1.5g〉

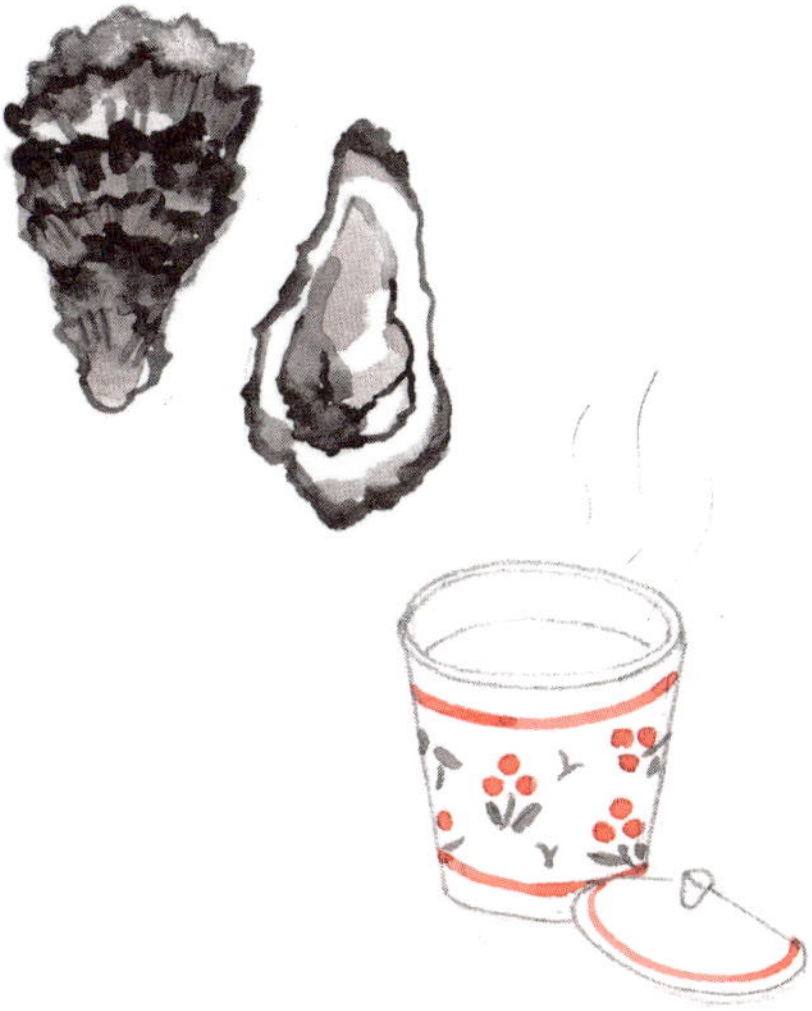

【材料】（2人分）

絹ごし豆腐　1/2丁
牡蠣　100g
卵　2個
a（だし汁　1カップ／しょうゆ　小さじ1／塩　小さじ1/4）
おろししょうが　小さじ1
だいこんおろし　適宜

※牡蠣の代わりにアサリを使ってもよい

【作り方】

1 豆腐は半分に切り水気を切る
2 牡蠣はだいこんおろしで洗い、その後水で洗って水気を切る
3 卵は溶いて、aを加えてさらに溶きほぐす
4 器に豆腐と牡蠣を入れて3を注ぎ、蒸し器に入れ中火で約20分蒸す
5 おろししょうがを添える

ブロッコリーときのこのジンジャー蒸し

〈エネルギー65kcal　塩分1.0g〉

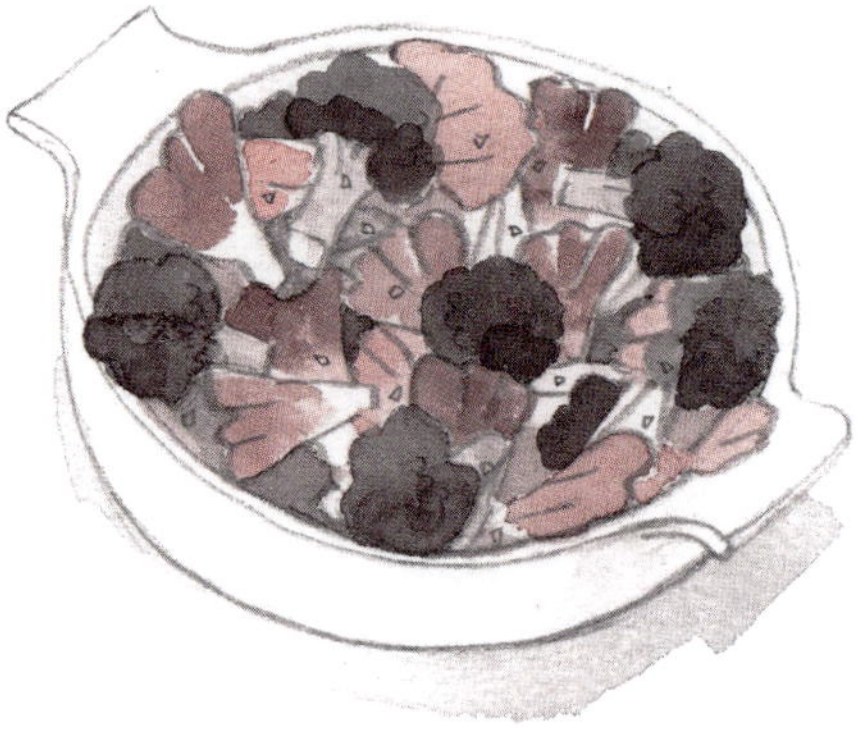

【材料】（2人分）

ブロッコリー　120g
まいたけ 80g
しょうが　1かけ
a（しそ油またはごま油　小さじ2／塩　小さじ1/3／こしょう　少々）

※好みによってにんにくを加えてもよい

【作り方】

1 ブロッコリーは小房にわけ、まいたけは石突きを除き小房にわける
2 しょうがはあらみじんに切る
3 耐熱皿に1、2、aを混ぜ入れ、ラップをして電子レンジで4分加熱する

トマトのみょうが甘酢かけ

〈エネルギー57kcal　塩分0.5g〉

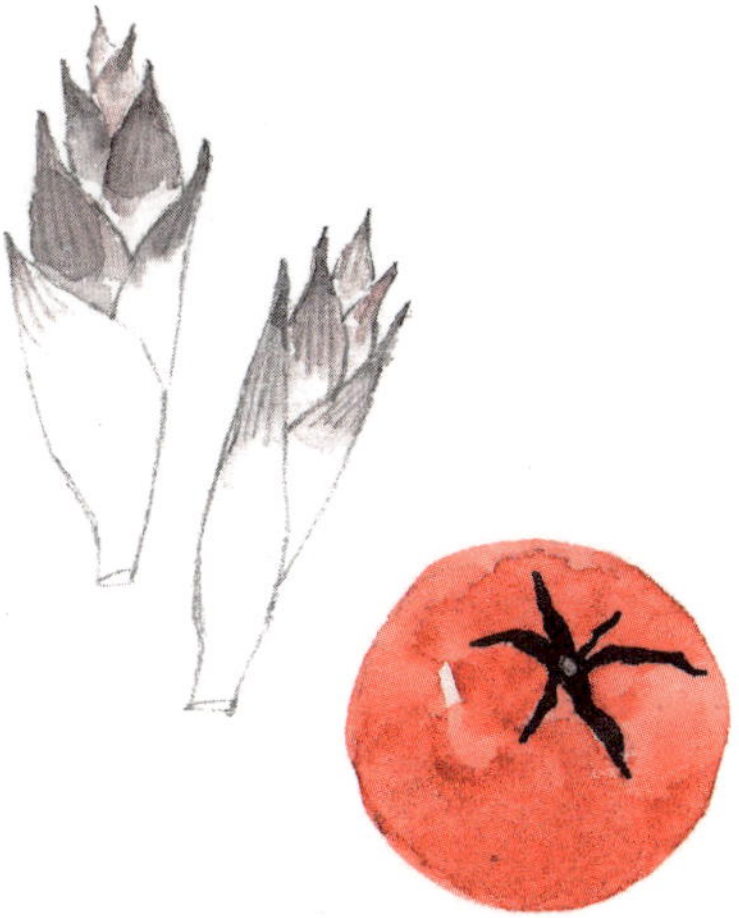

【材料】（2人分）

トマト　大1個
みょうが　3個
a（酢　大さじ3／砂糖　大さじ1／塩　少々）
レタス　適量

【作り方】

1 みょうがは千切りにし、aに浸す
2 トマトは1/8に切る
3 1と2をあわせて冷蔵庫で冷やす
4 器にレタスを敷き、3を盛る

モロヘイヤのごまあえ

〈エネルギー91kcal　塩分1.3g〉

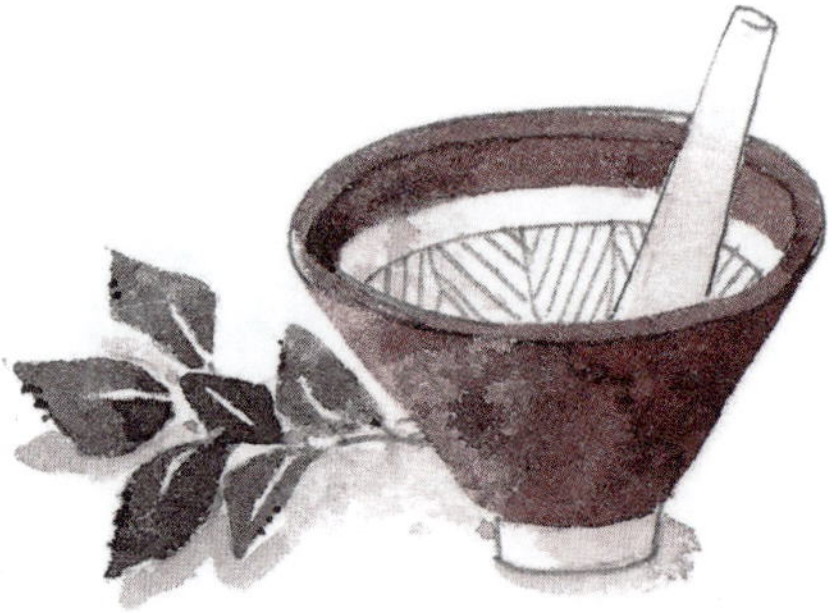

【材料】（2人分）

モロヘイヤ　160g
ごま　大さじ2
a（しょうゆ　大さじ1／砂糖　大さじ1/2／みりん大さじ1/2）

【作り方】

1 モロヘイヤはかたい茎を取り除き、沸騰した湯のなかに茎のほうから入れてゆで、水にとる
2 1の水気を軽くしぼって、茎は2、3cmの長さに切り、葉はザク切りにする
3 鍋にごまを入れてから炒りし、ボールに入れてaとあえる
4 3に2を加え混ぜ、器に盛る

きくらげとこんにゃくの煮物

〈エネルギー20kcal　塩分1.2g〉

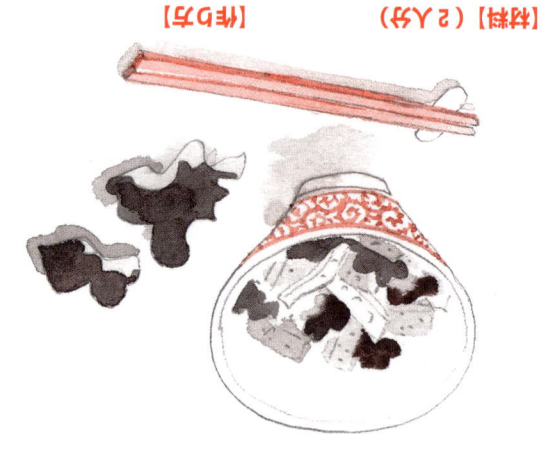

【材料】（２人分）

きくらげ（干）　10枚（4g）
こんにゃく　2/3枚
さやえんどう　50g
a（だし汁　2カップ／しょうゆ　大さじ1／みりん　大さじ1）

【作り方】

1 きくらげは水で戻し、石突きを除いて1/2に切る
2 こんにゃくはひと口大に切ってゆでる
3 さやえんどうは縦半分に切る
4 鍋にこんにゃくを入れてから炒りし、きくらげ、aを入れて汁気がなくなる前にさやえんどうを加え、汁気がなくなるまで煮る

つるむらさきと豆腐の中華風炒め

〈エネルギー154kcal　塩分1.3g〉

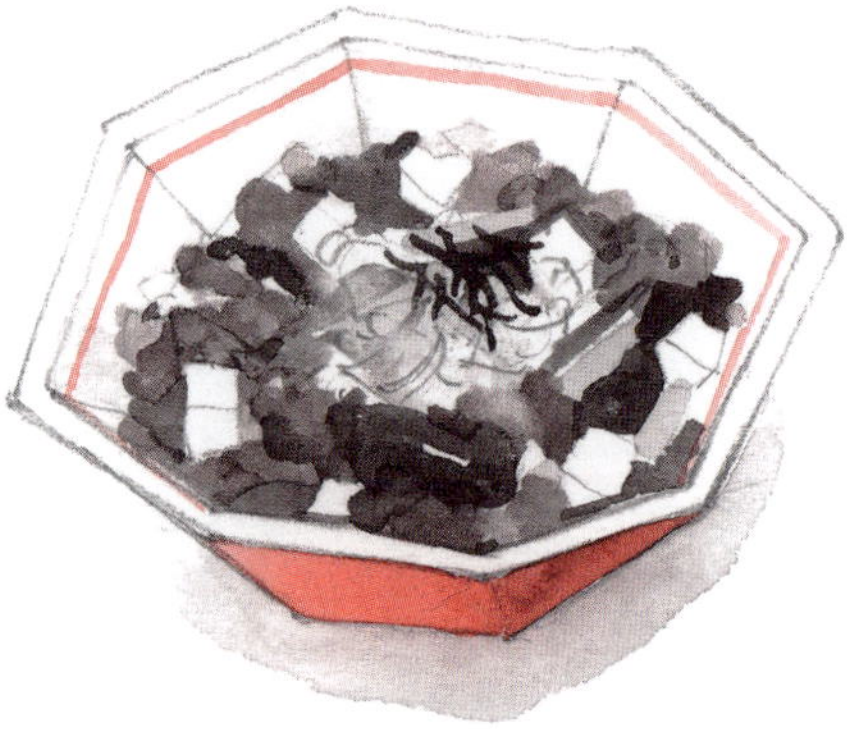

【材料】（2人分）

つるむらさき　120g
木綿豆腐　1丁（200g）
ごま油　大さじ1
a（豆板醤　小さじ1／しょうゆ　大さじ1/2）
削りかつお　5g
青しそ　4枚

【作り方】

1 つるむらさきは3～4cmの長さに切る
2 木綿豆腐は1cmの厚さに切る
3 フライパンにごま油を熱して木綿豆腐を入れ、焼き色がついたらつるむらさきの茎を入れてさっと炒める。次に葉を加えて炒め、しんなりしたらaで味をつける
4 器に盛って、削りかつおと千切りにした青しそを散らす

たまねぎの赤ワインピクルス

〈50g当たり　エネルギー34kcal　塩分0.3g〉

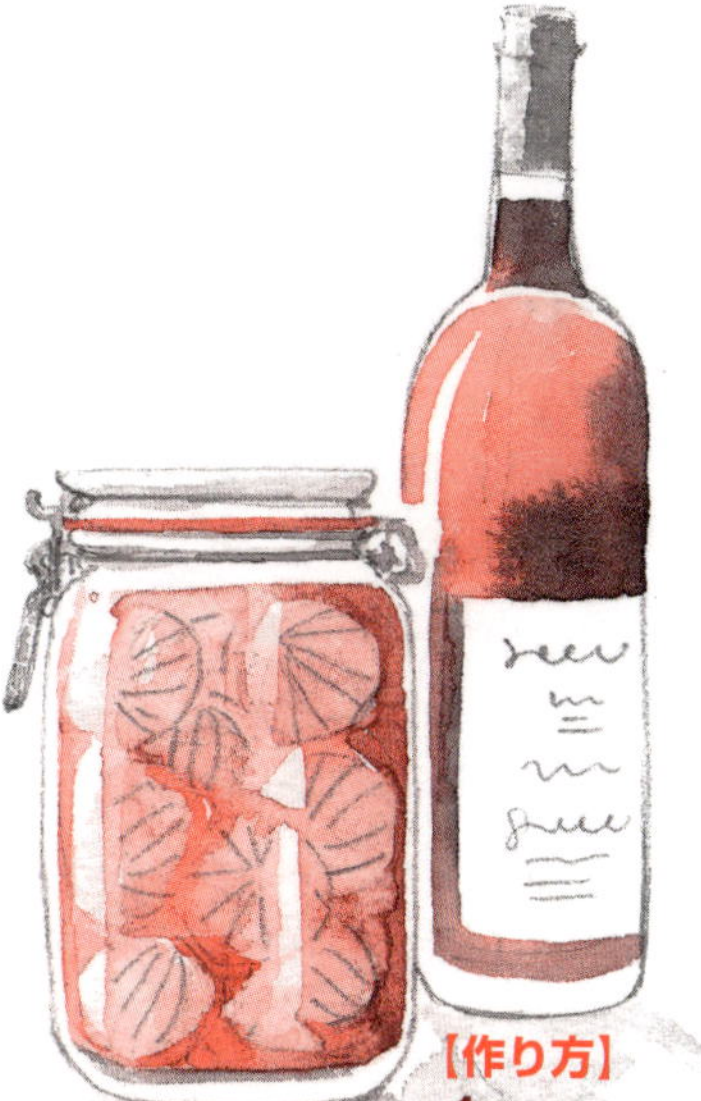

【材料】（２人分）

たまねぎ　350g
（小たまねぎで8個）
10％塩分の塩水　材料がかぶるくらいの分量
a（リンゴ酢　1カップ／赤ワイン　1カップ／シナモンスティック　1本／八角1個／粒黒こしょう　大さじ1/2）

【作り方】

1 たまねぎは皮をむいて根を除き、10％の塩水にひと晩つける。その後ふたたび塩水をつくり直して、もう一日つける（こうするとたまねぎの臭みや辛味がよくぬける）

2 aを鍋でひと煮立ちさせて冷ます

3 1のたまねぎの水気をふいて保存ビンに入れ、2を注いでフタをする。約一週間後が食べごろ

まぐろのアーモンド衣焼き

〈エネルギー203kcal　塩分0.5g〉

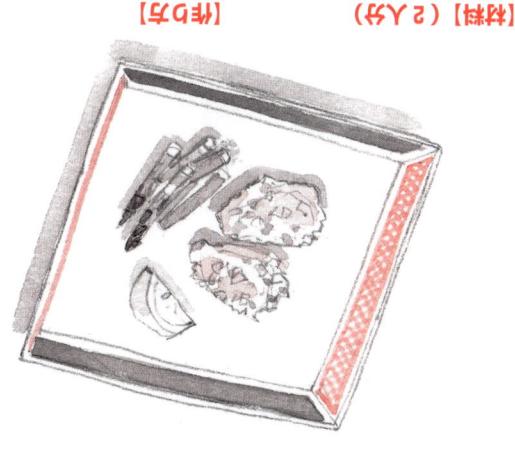

【材料】（2人分）

まぐろ　2切れ
塩、こしょう　少々
アーモンド　15g
a（パン粉　15g／パセリみじん切り　大さじ2／にんにくみじん切り　小さじ1/2／黒こしょう、ナツメグ　各適宜）
白ワイン　小さじ1
オリーブ油　小さじ2
レモン　2個
グリーンアスパラガス　3本

【作り方】

1 まぐろは塩、こしょうをし、ひと切れを半分に切る
2 アーモンドを荒く刻みaとあわせ、さらに白ワインを加えて混ぜる
3 1に2をまぶしつける
4 オーブンの天板にアルミ箔を敷き、オリーブ油少量を塗って3を並べる。さらに残りのオリーブ油をふりかける
5 200度で10分ほど、焼き色がつくまで焼く
6 皿に盛って、レモンとゆでたアスパラガスを添える

いわしとごぼうの梅肉煮

〈エネルギー180kcal　塩分1.5g〉

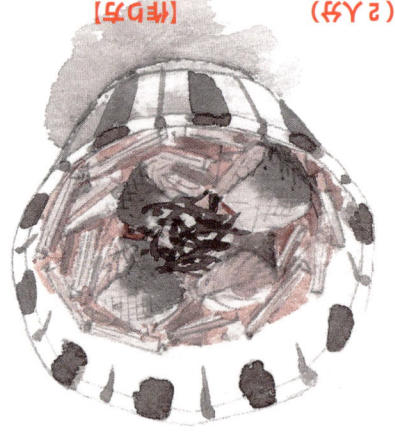

【材料】（2人分）

いわし　2尾
ごぼう　1/2本
だし汁　2カップ
酒　大さじ2
黒砂糖　大さじ1と1/2
しょうゆ　大さじ1と1/2
梅干し　2個
薄切りしょうが　4枚
青しそ　5枚

【作り方】

1 いわしは頭を落としてうろことはらわたを除いてよく洗い、水気をふいて3cm幅の筒切りにする
2 ごぼうは4cmに切り、縦四つ割りにして5分ゆでる
3 梅干しは種を除き梅肉に
4 鍋にだし汁、酒、黒砂糖、しょうゆ、梅肉、しょうがを入れて煮立て、ごぼうを加える
5 4にいわしを加え、約15分中火で煮る
6 器にいわしとごぼうを盛り、梅肉汁をかけて千切りのしそをちらす

さばの
みぞれあえ

〈エネルギー230kcal　塩分2.0g〉

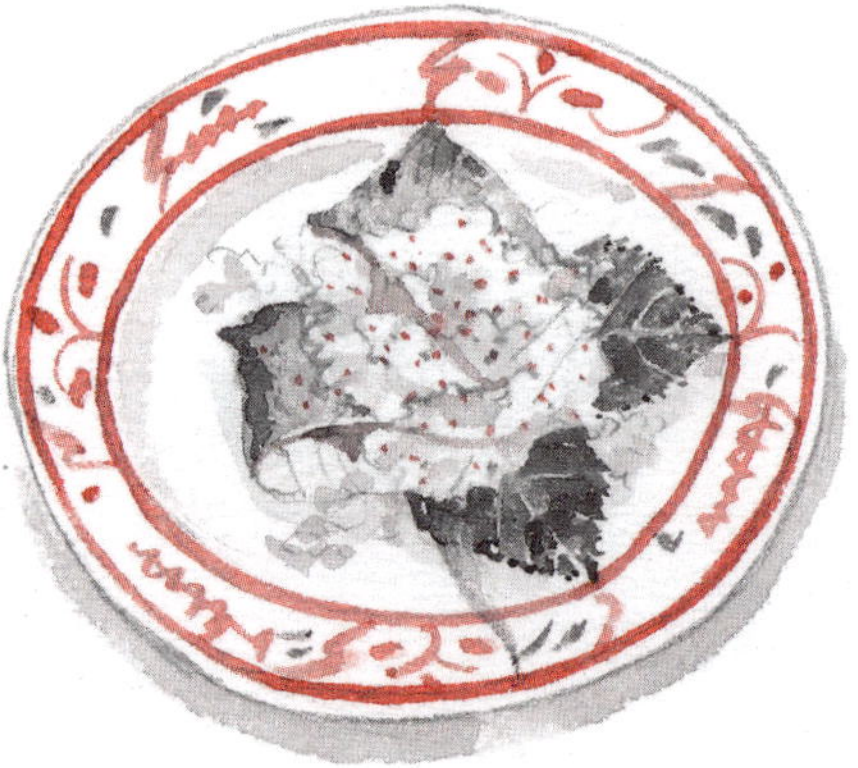

【材料】（２人分）

さば切り身　2切れ
酒　10g
塩　小さじ1/5
片栗粉　14g
揚げ油　適宜
だいこん　150g
赤とうがらし　適宜
青しそ　6g（6枚）
a（だし汁　1/10カップ／酢　大さじ1／しょうゆ　大さじ1／酒　大さじ1／砂糖　小さじ1/3）

【作り方】

1 さばは酒、塩をふって10分おき、水気をふいて片栗粉を薄くまぶし、170度の油で揚げる

2 だいこんは箸で穴をあけ、とうがらしを入れてすりおろす

3 鍋にaを入れ、沸騰したら止める

4 器に青しそを敷いてさばを盛り、2のおろしをかけてさらに3をかける

鶏ささみの湯引き

〈エネルギー130kcal　塩分1.3g〉

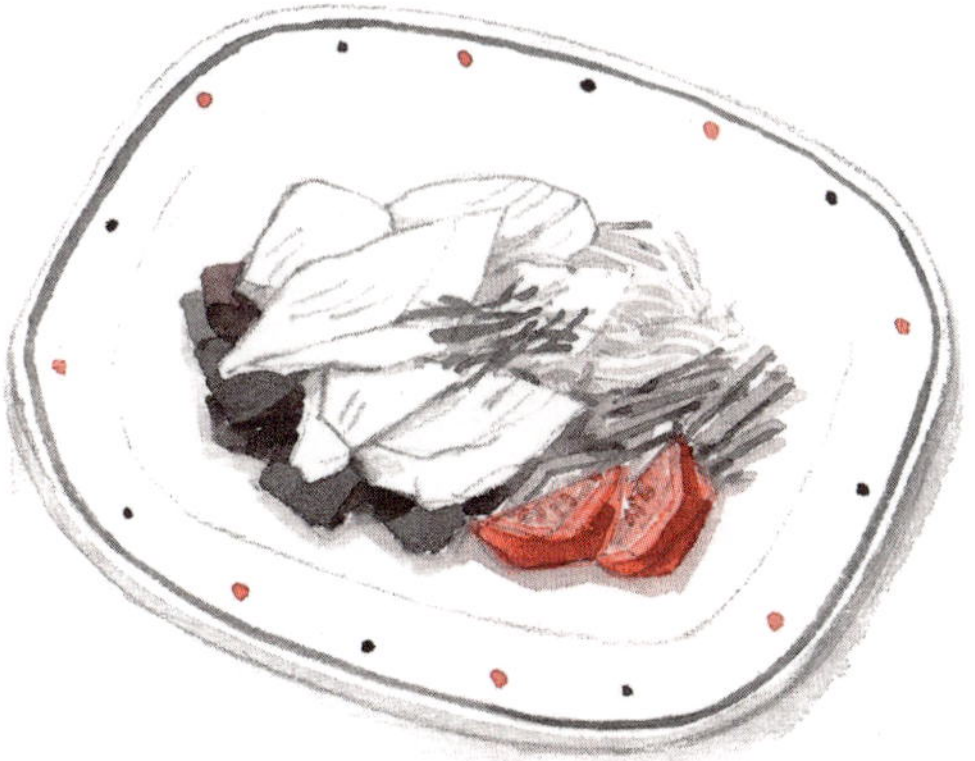

【材料】（2人分）

鶏ささみ　160g
わかめ（戻したもの）　20g
きゅうり　50g
トマト　80g
だいこん　40g
青しそ　1枚
しょうが　2かけ
長ねぎ　5cm
a（しょうゆ　大さじ1／酢　大さじ1／ごま油　小さじ1/2）
酒　大さじ1/2
片栗粉　少々

【作り方】

1 ささみはひと口大のそぎ切りにし酒をふる

2 きゅうりは千切り、トマトはくし型に切り、だいこんはかつらむきにして細く切る。青しそは千切り、しょうがと長ねぎはみじん切りに、戻したわかめは食べやすい大きさに切る

3 1に片栗粉をまぶし、熱湯でゆでて水にとおす

4 3のささみと野菜を器に盛り、aをかける

えのきたけ入り水餃子

〈エネルギー200kcal　塩分1.2g〉

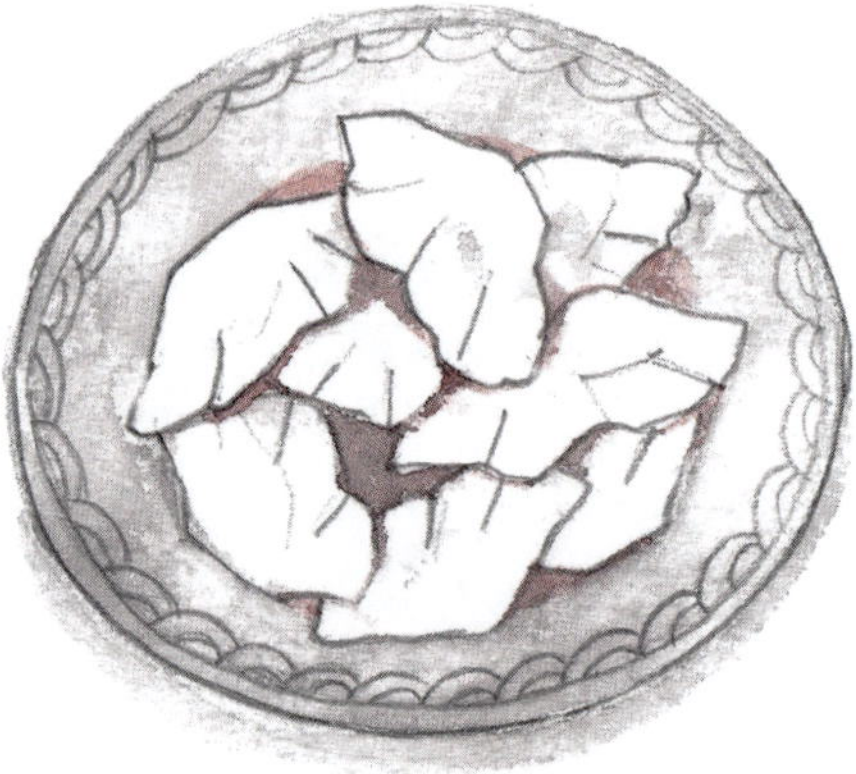

【材料】（2人分）

餃子の皮　60g
合挽肉　60g
キャベツ　120g
えのきたけ　120g
長ねぎ　30g
しょうが汁　小さじ1
a（酒　大さじ1／しょうゆ小さじ　1／塩、こしょう少々）
b（酢　大さじ1／しょうゆ大さじ1）

【作り方】

1 キャベツは芯を取って塩ゆでし、みじん切りにして水気をしぼる
2 えのきたけは石突きを取り除いてみじん切りにする
3 長ねぎはみじん切りにする
4 ボールに肉、キャベツ、えのきたけ、ねぎ、しょうが汁、aを加えよく混ぜる
5 4を10等分して餃子の皮で包む
6 熱湯で餃子をゆでる
7 皿に盛ってbを添える

さけと野菜のホイル焼き

〈エネルギー120kcal　塩分0.6g〉

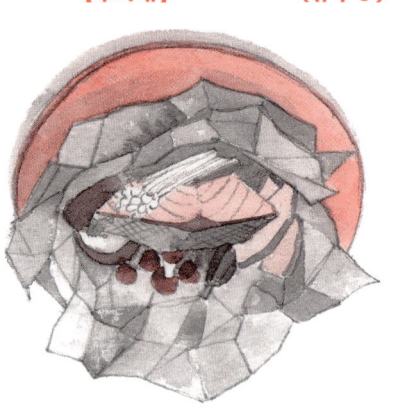

【材料】（2人分）

さけ　2切れ
かぼちゃ　6切れ
ししとうがらし　2本
生しいたけ　2枚
しめじ　1/2パック
塩、こしょう、酒、レモン　各適宜

【作り方】

1 さけは斜めそぎ切りにする
2 かぼちゃは薄切り、生しいたけは石突きを取り、しめじは石突きを取って小房にわける
3 アルミホイルに1人分ずつ、さけ、かぼちゃ、しいたけ、しめじ、ししとうがらしを並べ塩、こしょう、酒をふって包み込む
4 3をオーブントースターに入れて10分ほど焼く
5 器にレモンを添えて盛る

Part 5

「サラサラ血」体質をつくる生活習慣

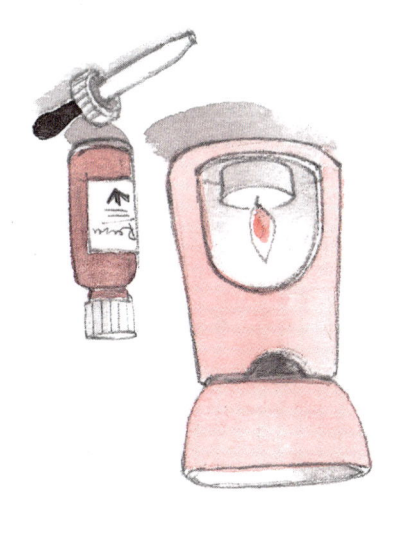

十分な水分を補給する

十分に水分が補給されずに血液中の水分が不足すると、血液の粘度が増してドロドロになります。当然、血液の流れも悪くなります。

このように、水分不足は血液をドロドロにして動脈硬化や高血圧に拍車をかけるので特に注意が必要です。脳卒中は明け方に多いといわれますが、就寝中は水分が補給されないので血液がネバネバした状態になることが一つの要因です。ですから、寝ている間に血液が固まらないようにするために、夜寝る前や朝の起きぬけにも水を飲むようにすることが大切です。

私たちの体は、特に汗をかかなくても一日に八〇〇mlくらいの水分が蒸発します。また、尿も一〇〇〇～一五〇〇mlほど排泄されます。水分は食事からも摂取していますが、一日に一五〇〇～二〇〇〇mlぐらいは水を飲むようにしたいものです。

また、加齢とともに人体の水分量は減少していきます。年をとるとあまり水を欲しなくなりますが、飲みたくなくても意識的に日々一定量を飲むようにしましょう。

有酸素運動で脂肪を燃焼させる

酸素を十分に取り込みながら行う運動を有酸素運動といいます。有酸素運動は、酸素を使って脂質や糖質を燃焼させて消費していくものです。有酸素運動には、ウォーキング、ジョギング、エアロビクス、水泳、サイクリングなどがあります。

これに対し、一〇〇m走に代表されるような息を止めて瞬時に全力を出しきるような無酸素運動は、脂肪の消費につながりにくい上に、血圧を急激に上昇させるので、運動療法には適していません。

有酸素運動には次のような効果があります。

○脂肪を燃焼して肥満を予防・改善する
○血圧を安定させる
○血液が固まりにくくなる
○善玉コレステロールを増やし、悪玉コレステロールを減らす
○血糖値を下げる
○血行を促進する
○心肺機能が高まる
○基礎代謝が向上する

適度な運動を続ければ、このような効果を得ることができます。しかし、運動効果は日々の積み重ねがものをいいます。ですから、継続してできる運動を選ぶことが大切です。まずは、ウォーキングから始めてみてはいかがでしょう。ウォーキングなら、いつでも、どこでも、一人でも簡単にできます。

ウォーキングは、普段歩くよりも歩幅を広くとり、少し汗ばむ程度に歩くようにします。最初は一〇分でもかまいません。徐々に歩く時間を伸ばしていきましょう。何よりも続けることが大切です。

ウォーキングをはじめとする有酸素運動はストレス解消にも効果があります。ウォーキングを続けていると、脳への血流量が増加して脳細胞に十分な酸素が送り込まれ、脳が活性化されるのです。また、ウォーキングをすると、アルファ波という脳波が出て、血管の緊張を和らげ、体全体をリラックスさせます。さらに、日常生活においてもなるべく体を動かすよう心がけましょう。

なお、腰が痛い、歩くと膝が痛むという人は、水中運動がおすすめです。水中歩行や水中エアロビクスなどの運動は、水の浮力を利用するので足腰に負担がかからず、確実な運動効果が得られます。

お酒は控えめに、タバコは禁煙する努力を

俗に、「酒は百薬の長」といわれ、適度なアルコールは血行をよくしたり、善玉コレステロールを増やす働きがあります。

また、お酒をまったく飲まない人よりも適量を飲む人のほうが、狭心症や心筋梗塞などの心臓病にかかりにくく、長生きするという内外の調査結果もあります。適量の飲酒は、善玉コレステロールを増やし、動脈硬化を抑制する効果があります。

しかし、これはあくまでも適量を守った上での話です。飲み過ぎはコレステロールや中性脂肪を増やし、脂質異常症や動脈硬化、脂肪肝や肝硬変などの肝臓障害を引き起こします。また、アルコールはカロリーが高く、肥満や糖尿病を招く原因にもなります。

つまり、アルコールは飲み方次第で毒にも薬にもなるというわけです。

しかし、適量を守っても何も食べずに飲むのはよくありません。また、つまみの選び方も重要です。塩辛やからすみなど塩分の多いつまみや、肉類などコレステロールや脂肪の多いものは避けましょう。

つまみには、豆腐、えだまめ、刺身、青菜のお浸し、きのこ類、海藻類など、コレステロールを減らす効果のある食品を摂ることが大切です。また、週に二日は「休肝日」をもうけ、肝臓をいたわるようにしてください。

一方、喫煙は「百害あって一利なし」です。高血圧、動脈硬化、ガンなどあらゆる生活習慣病の危険因子です。

タバコに含まれるニコチンは、血管を収縮させて心臓の鼓動を速め、血圧を上昇させたり、血小板を固まりやすくします。その結果、血管や心臓に負担がかかり、動脈硬化、狭心症、心筋梗塞などの原因になります。

また、タバコは活性酸素を発生させ、悪玉のLDLコレステロールを酸化させてしまいます。その結果、酸化したLDLは血管壁に沈着し、マクロファージという細胞に取り込まれて動脈硬化を起こす原因になります。

タバコとガンとの間に因果関係があるのは、さまざまな研究データで明らかになっています。タバコを止めたくてもなかなか止められない人は、市販の禁煙補助剤を利用する、あるいは禁煙外来を受診するという方法もあります。

血液をサラサラにする入浴法

●入浴はぬるめの湯がおすすめ

入浴は単に体を清潔にするだけでなく、気持ちをリラックスさせたり、血行を促進するなど、血液をサラサラにするのにも役立つさまざまな効果があります。ただし、お湯の温度には十分な注意が必要です。

熱い湯は気分をシャキッとさせるにはよいかもしれませんが、熱い湯に入ると、交感神経が高まって血管が一時的に収縮し、血圧が急に上がってしまいます。血圧の高い人は特に要注意です。

また、浴室と湯との温度差が大きいと血圧の上がり下がりが激しくなり、体にかかる負担が大きくなります。特に、冬場に脳卒中を起こす人が多いのはこのような理由からです。それに、熱い湯に入ると血小板の働きが活発になり、血栓ができやすくなるということもわかっています。

サラサラ血にするためには、三八～四〇度ぐらいのぬるめの湯にゆったりとつかるのが効果的です。血栓を溶かす働きが高まるとともに、体が徐々に温まって心身がリラックスし、副交感神経が働いて心臓の動きも緩やかになります。

●半身浴は心臓への負担が軽い

昔は、湯冷めをしないように肩までどっぷり湯につかるのが主流でしたが、最近では半身浴の健康効果が注目されています。半身浴は、ぬるめの湯にみぞおちあたりまでつかる入浴法のことです。

湯の水圧が体に与える影響を静水圧作用といいますが、肩までつかる全身浴は静水圧が大き過ぎるために心臓にかなりの負担がかかります。

その点、半身浴なら体にかかる水圧が少なく、心臓への負担も軽くなります。半身浴は三八～四〇度くらいのお湯に一五～二〇分ほど入るのが効果的です。

なお、ぬるい湯でも、半身浴をすると大量の汗をかいて水分が体外に逃げてしまうため、血液が濃くなり粘度が増します。ですので、入浴前や後には必ずコップ一～二杯程度の水を飲むようにし、水分を補給しましょう。ただし、ビールなどのアルコールはかえって脱水状態を招くので禁物です。

質のよい睡眠を心がける

●睡眠は時間よりも質が大切

ぐっすりと眠った翌朝は目覚めもさわやかで、心身の疲労も回復します。

睡眠中には、成長ホルモンをはじめとするさまざまなホルモンが分泌されたり、自律神経機能を調節するなど、免疫機能を高める働きが行われています。健康な体を保つためには、睡眠を上手にとることも重要なのです。

よく「睡眠は一日八時間がよい」などといわれますが、睡眠は時間よりも質が重要です。睡眠には、「ノンレム睡眠」と「レム睡眠」という二種類の睡眠があります。簡単に説明すると、ノンレム睡眠は脳が休息をとる眠り、これに対してレム睡眠は筋肉を弛緩させて体を休める眠りです。

通常、人間の眠りはごく浅い第一段階のノンレム睡眠から始まります。そして眠りは次第に深くなっていき、次にレム睡眠へと移ります。このノンレム睡眠と後に続くレム睡眠がワンセットになり、約九〇分の周期でこれを一晩に四～五回繰り返しています。

質のよい睡眠を得るには、この睡眠の周期を正常に保ちながら、深いノンレム睡眠が得られるようにすることが大切です。

●質のよい睡眠を得るためのポイント

質のよい睡眠を取ることが大切であると説明しましたが、現代社会は不眠症に悩む人が大勢います。しかし、生活習慣を見直すことで、質のよい眠りを引き出すことは可能です。それにはいくつかのポイントがあります。

○毎日決まった時刻に寝起きする

私たちは体内に生体時計（体内時計）をもっていて、昼夜のリズムに合わせて活動と休息のリズムをつくっています。寝る時間や起きる時間がバラバラだと、睡眠のリズムが乱れて寝付きが悪くなったり、熟睡できなくなってしまいます。リズムを乱さないためには、毎日一定の時間に寝起きを繰り返すことが大切です。特に、起きる時刻が重要です。多少寝るのが遅くなっても、毎朝同じ時刻に起きるようにしましょう。

○目覚めたら、陽の光を浴びる

一日が二四時間なのに対して、体内時計は約二五時間がベースになっています。この一時間のズレは、太陽を浴びることによってリセットされます。光を浴びることによって、視神経が刺激されて体内時計が朝の訪れをキャッチするのです。寝付きが悪い人は、朝散歩するなどして太陽を浴びるとよいでしょう。

○眠る環境を整える

睡眠は、それを取り巻く環境にも影響されます。なかには、いつでもどこでもすぐ眠れるという人もいるようですが、寝室の照明の度合い、湿度や温度、騒音などによっては眠りが妨げられることも多々あります。自分に適した環境づくりをすることも快適な睡眠を得るための大切な要素といえるでしょう。

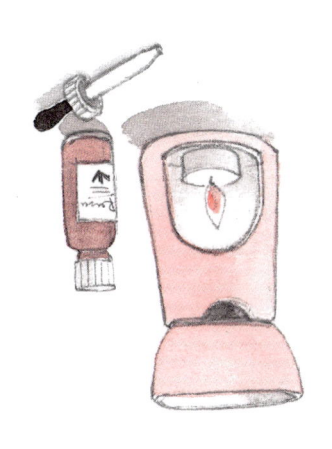

参考文献

「専門医がやさしく教える中性脂肪」（西崎統著／PHP研究所）
「効き目が2倍3倍になる　食べ合わせ事典」（田村哲彦著／ブックマン社）
「血液・血管が若返る本」（渡辺孝監修／マキノ出版）
「これは効く！　食べ物栄養百科」（阿部芳子監修／主婦の友社）
「知っておきたい　クスリになる食べもの」（菅原明子監修／ナツメ社）
「しなやかな血管をつくる本」（渡辺孝監修／講談社）
「台所にあるガンを防ぐ食品」（大澤俊彦監修／マキノ出版）
「高コレステロールを治す食事と生活」（板倉弘重・則岡孝子著／主婦と生活社）
「血液をサラサラにする生活術」（菊池佑二著／講談社）
「クスリになる食べもの・食べ方」（飯塚律子著／講談社）
「抗がん食品事典　医者がすすめる55種」（永川祐三著／主婦と生活社）
「ドロドロ血液がサラサラになる本」（倉沢忠弘・渡邉早苗著／日本文芸社）
「健康食品百科」（西崎統著／ブレーン出版）
「血管の病気」（田辺達三著／岩波書店）

プロフィール

監修●則岡孝子（のりおか・たかこ）
岡山県生まれ。女子栄養大学栄養学部卒業。管理栄養士。京浜女子大学講師を経て、1987年まで同大学助教授。現在、横浜創英短期大学教授。
一方、東京都予防医学協会の産業栄養指導をつとめるほか、企業の健康管理室やクリニックで栄養指導を担当する。日本アルコール医学会評議員でもある。
主な著書に「健康寿命を伸ばす食事と生活」「自律神経失調症を治す本」「体脂肪を減らす本」「中性脂肪を減らす食事と生活」「糖尿病　おいしく食べる食事メニュー」「血液がサラサラになる食事と生活」（いずれも共著）などがある。

血液サラサラに役立つおいしい食べ物

監　修
則岡孝子
●
発行者
宇野文博
●
発行所
株式会社 同文書院
〒112-0002　東京都文京区小石川5-24-3
TEL（03）3812-7777　FAX（03）3812-7792
振替 00100-4-1316
●
印刷所
モリモト印刷株式会社
製本所
モリモト印刷株式会社

ISBN978-4-8103-7753-8　Printed in Japan